Cathy Evans

Mit allen sieben Sinnen

Warum Katzen im Dunkeln sehen und Menschen Gefühle riechen

Illustriert von
Becky Thorns

Aus dem Englischen von
Janika Krichtel

KNESEBECK

Inhalt

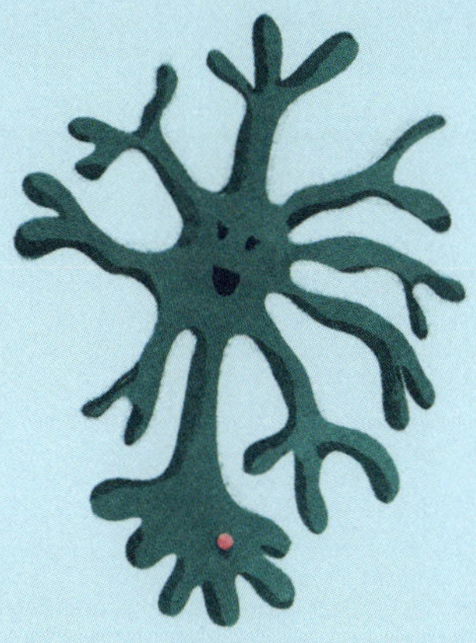

Einleitung

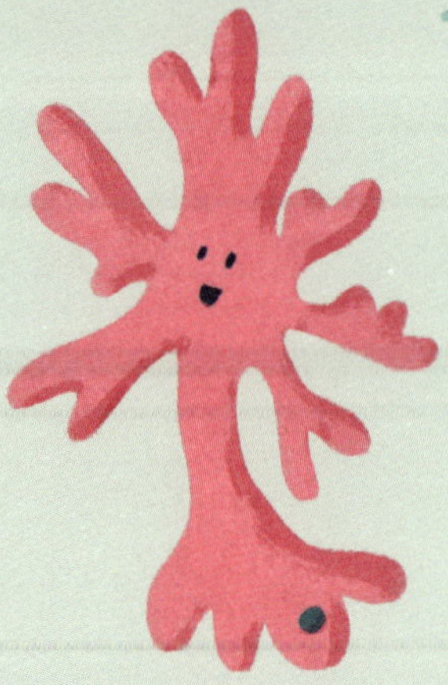

Unsere Geschichten beginnen mit unseren Sinnen. Wir beobachten die Welt um uns herum, indem wir sehen, riechen, schmecken, tasten und hören. Mithilfe dieser Sinne erkennen wir, wo wir aufhören und wo der Rest der Welt anfängt.

Für jeden der fünf klassischen Sinne ist ein bestimmtes Organ zuständig, das Informationen empfängt. Besondere Sinneszellen und eine bestimmte Art von Gewebe in unserer Haut, in unseren Augen und Ohren, in unserer Nase und Zunge empfangen Reize und wandeln sie in Signale um, die über Nerven an das Gehirn weitergeleitet werden. Sobald das Gehirn diese Informationen erhält, verbindet es diese miteinander. Dadurch entsteht in unserem Kopf eine Geschichte davon, was sich gerade außerhalb unseres Körpers abspielt.

Was spürst du zum Beispiel gerade in diesem Moment? Deine Finger berühren die Seiten dieses Buches. Deine Kleidung berührt deinen Körper. Und an deinem Hintern spürst du sicher den Druck des Stuhls oder des Bodens unter dir. Deine Augen haben sich an die Lichtverhältnisse im Raum angepasst, in dem du dich gerade befindest. Und sie nehmen gleichzeitig die größeren Umrisse der Dinge um dich herum und die feineren Details der Schrift wahr, die du gerade liest.

Überleg mal, wie viele Informationen dein Gehirn gleichzeitig verarbeitet. Und es verarbeitet sie nicht nur, es filtert sie auch noch. Während du dich auf die Wörter vor dir konzentrierst, sind im Hintergrund vielleicht Geräusche zu hören. Oder es liegen bestimmte Gerüche in der Luft. Beides wird durch dein Gehirn abgeschwächt, damit du in Ruhe weiterlesen kannst.

Es ist ein beeindruckendes System, über das wir immer noch sehr viel lernen müssen.

In den letzten Jahren haben Wissenschaftler:innen neben den fünf allgemein bekannten Sinnen noch zwei weitere entdeckt. Der Gleichgewichtssinn ist, wie der Name schon verrät, für das Gleichgewicht zuständig und er ist der Sinn für sich selbst, der uns sagt, wo genau unsere Körperteile gerade (in Bewegung) sind. Dieser Sinn ermöglicht dir, deine Nase mit der Fingerspitze zu berühren, auch wenn du sie mit geschlossenen Augen gar nicht sehen kannst.

Dank der Evolution haben viele Tierarten noch viel ausgefallenere Superkräfte. Die Augen eines Falken passen sich im Sturzflug bei einer Geschwindigkeit von 200 km/h ständig an die immer wieder neuen Verhältnisse an, sodass der Greifvogel seine Beute die ganze Zeit über scharf sehen kann. Die Augen einer Katze eignen sich besonders gut für das Sehen in der Nacht. Fledermäuse benutzen die sogenannte Echoortung, um mithilfe von Tönen ihre Umgebung zu »sehen«, und Vögel nutzen etwas, das man den Magnetsinn nennt, um Tausende von Kilometern von Europa nach Afrika und wieder zurückzufliegen, ohne sich dabei zu verirren.

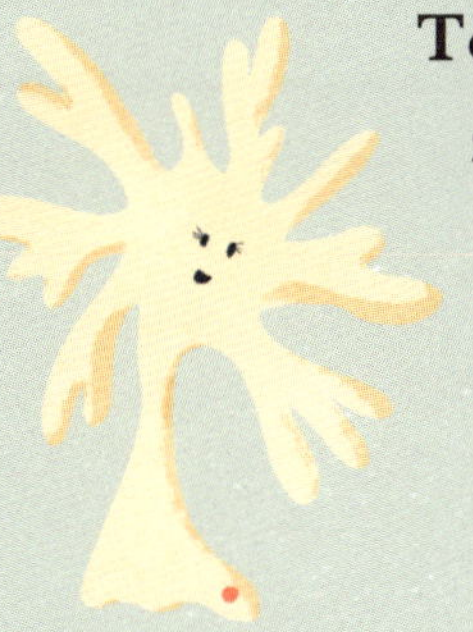

Man weiß noch nicht besonders viel darüber, wie Tiere ihre Welt wahrnehmen. Aber manche ihrer Superkräfte könnten der Medizin und der Technologie in Zukunft zu erstaunlichen Entdeckungen und Erfindungen verhelfen.

Jeder Mensch empfindet die Welt auf leicht unterschiedliche Weise. Manche können besser schmecken oder riechen, andere nehmen Farben anders wahr.

Unsere Grundausstattung aber ist fast immer gleich: Unsere Augen und Ohren sind alle ähnlich aufgebaut, und sie alle reagieren auf die gleichen Reize, wie Licht oder Töne. Wir machen also auch alle ähnliche Erfahrungen. Lasst uns gemeinsam etwas darüber lernen, wie genau unsere Körper funktionieren. Dann ergeben unsere Sinne gleich noch mehr Sinn für uns!

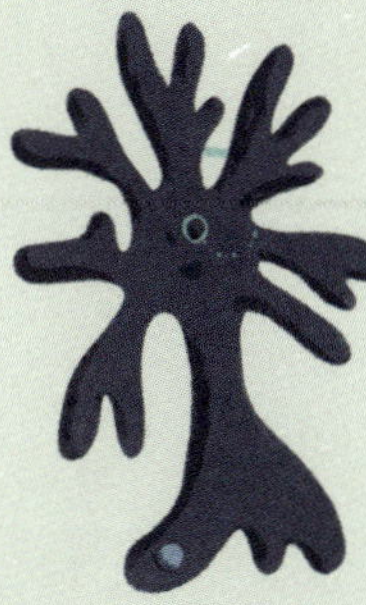

Hören

Wir hören, wenn sich Schallwellen durch die Luft bewegen und in unser Ohr dringen. Die Wellen gelangen dann durch das äußere Ohr ins Innenohr und werden von dort den Hörnerv entlang in unser Gehirn weitergeleitet.

Und wie funktioniert das?

Das Ohr besteht aus drei verschiedenen Bereichen, die gemeinsam dafür sorgen, dass Töne erfasst und ans Gehirn weitergeleitet werden: das Außenohr, das Mittelohr und das Innenohr.

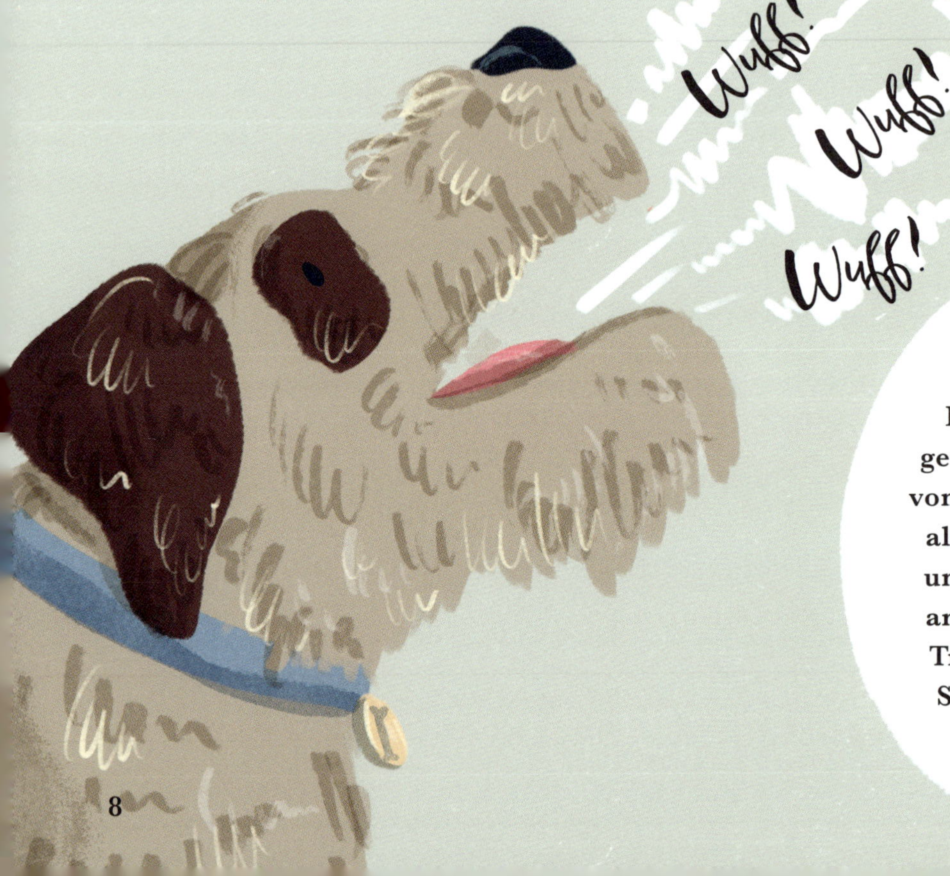

1

Das Außenohr, auch *Pinna* genannt, ist der Teil, den man von außen sehen kann. Es dient als Trichter, der Töne erfasst und sie durch den Gehörgang ans *Trommelfell* schickt. Das Trommelfell ist ein winziges Stück Gewebe, das vibriert, wenn Schallwellen darauf treffen.

2

Die Vibration des Trommelfells versetzt drei kleine Gehörknöchelchen in Bewegung. Diese Knochen, die sich im Mittelohr befinden, verstärken den Ton und senden ihn ans Innenohr.

3

Die *Cochlea* ist ein schneckenförmiger, mit Flüssigkeit gefüllter Hohlraum im Innenohr. Durch die Bewegung der Gehörknöchelchen schlägt die Flüssigkeit darin Wellen.

5

Die elektrischen Signale werden im Gehirn zu Geräuschen umgewandelt.

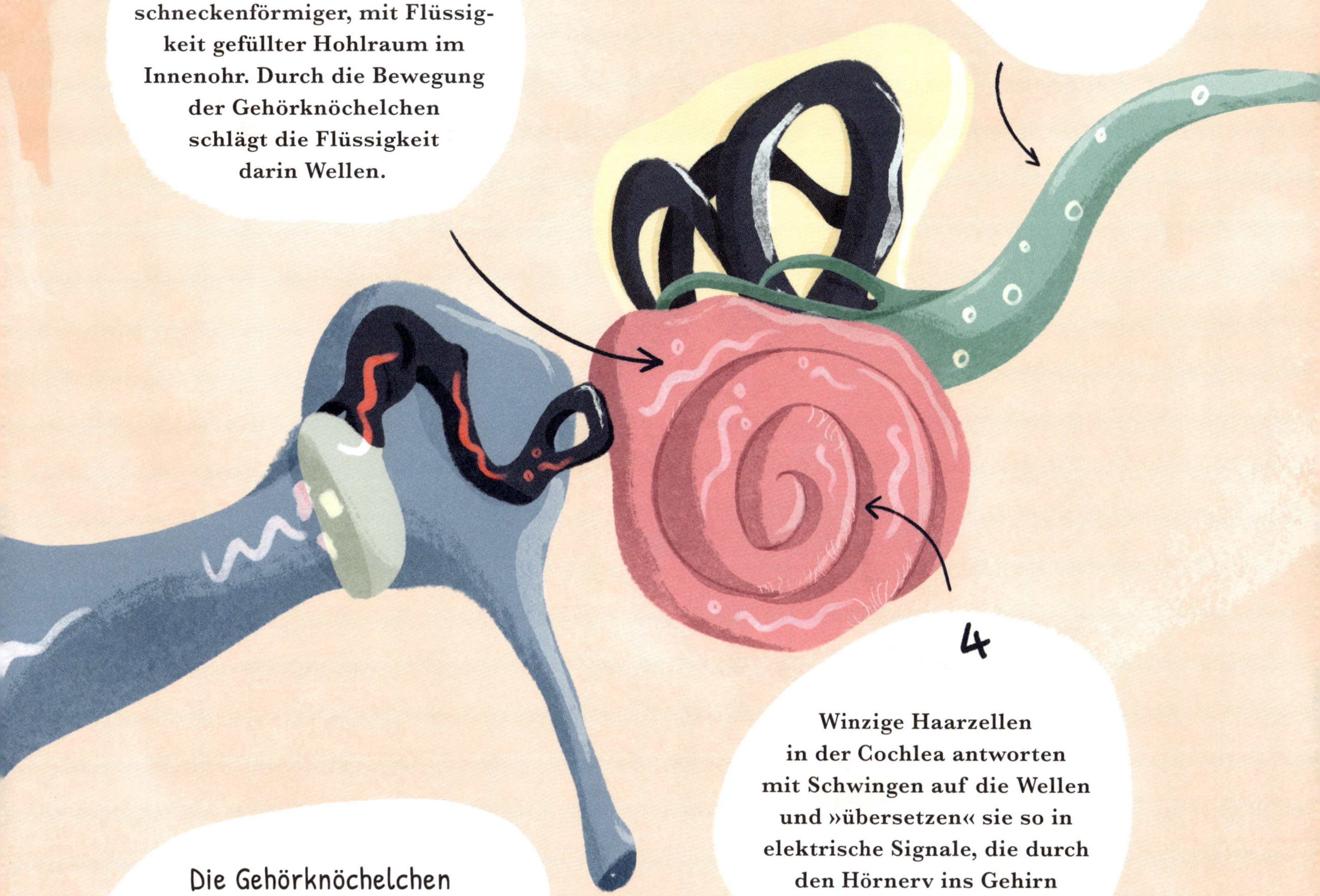

4

Winzige Haarzellen in der Cochlea antworten mit Schwingen auf die Wellen und »übersetzen« sie so in elektrische Signale, die durch den Hörnerv ins Gehirn weitergetragen werden.

Die Gehörknöchelchen heißen nach ihrer jeweiligen Form: Malleus (Hammer), Incus (Amboss) und Stapes (Steigbügel).

Cochlea ist das altgriechische Wort für Schnecke.

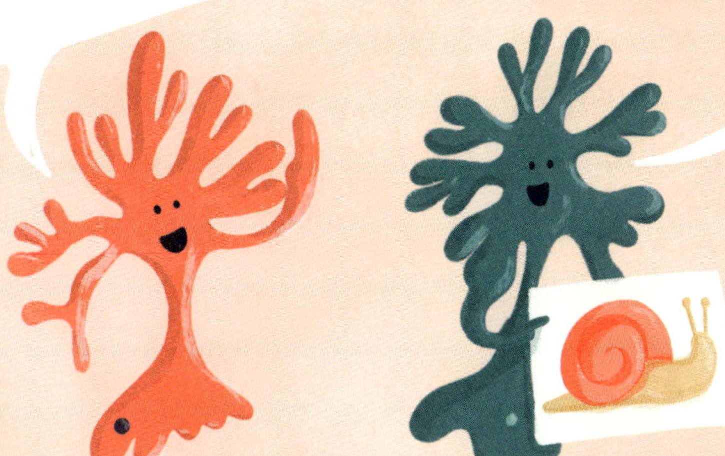

Laut und leise, hoch und tief

Donner ist ein tiefer Ton von etwa 100 Hertz.

Jedes Geräusch besteht aus zwei Teilen: der sogenannten *Frequenz*, die uns sagt, wie hoch oder tief ein Ton ist (Tonhöhe), und der *Amplitude* (Schwingung), die uns sagt, wie laut oder leise ein Ton ist.

Ob wir einen Ton als hoch oder tief wahrnehmen, hängt von der Frequenz der Schallwellen ab, also davon, wie schnell sie sich bewegen: Ein hoher Ton verursacht schnelle Vibrationen, ein tiefer Ton langsame. Die Tonhöhe wird in *Hertz* gemessen, der Anzahl der Schwingungen pro Sekunde. Je höher die Hertzzahl eines Geräuschs ist, desto höher ist auch der Ton. Menschen können Töne hören, die zwischen 20 und 20.000 Hertz liegen.

Das Zwitschern eines Vogels ist ein hoher Ton, der ungefähr 8.000 Hertz misst.

Die Amplitude zeigt uns, wie laut oder leise ein Ton ist. Sie wird in Dezibel gemessen. Wenn ein Mensch spricht, dann verursacht er normalerweise zwischen 40 und 60 Dezibel. Beim Flüstern sind es nur ungefähr 25 Dezibel. Eine Kettensäge ist etwa 120 Dezibel laut.

Extrem laute Geräusche, wie zum Beispiel bei einer Explosion, können über 150 Dezibel haben. Bei dieser Lautstärke können Trommelfelle reißen, was ziemlich schmerzhaft, aber nach wenigen Wochen wieder verheilt ist. Trotzdem können auch junge Menschen einen Hörschaden bekommen, wenn sie dauerhaft lauten Geräuschen ausgesetzt sind.

Je älter wir werden, desto weniger Frequenzen können wir hören. Kinder können Töne hören, die Erwachsene nicht mehr wahrnehmen. Manche Geschäfte stellen deshalb Maschinen auf, die sehr hohe Töne verursachen, um Jugendliche fernzuhalten.

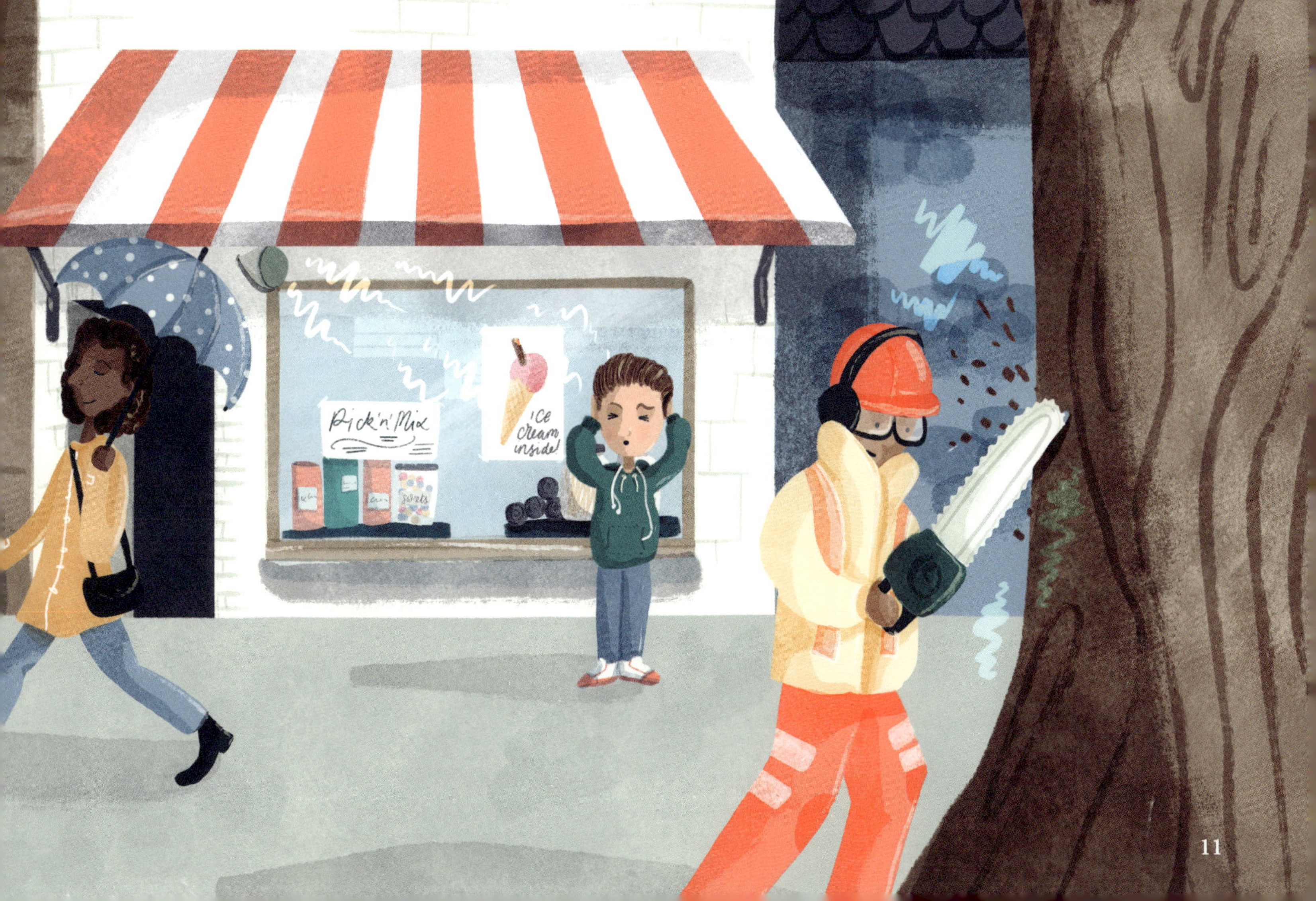

Gleichgewicht

Direkt über der Cochlea befinden sich drei kleine, mit Flüssigkeit gefüllte Schläuche: die *Bogengänge*. Wenn ein Mensch den Kopf bewegt, so bewegt sich auch die Flüssigkeit in diesen Schläuchen. Dadurch weiß das Gehirn immer, wann und wie sich seine Position verändert.

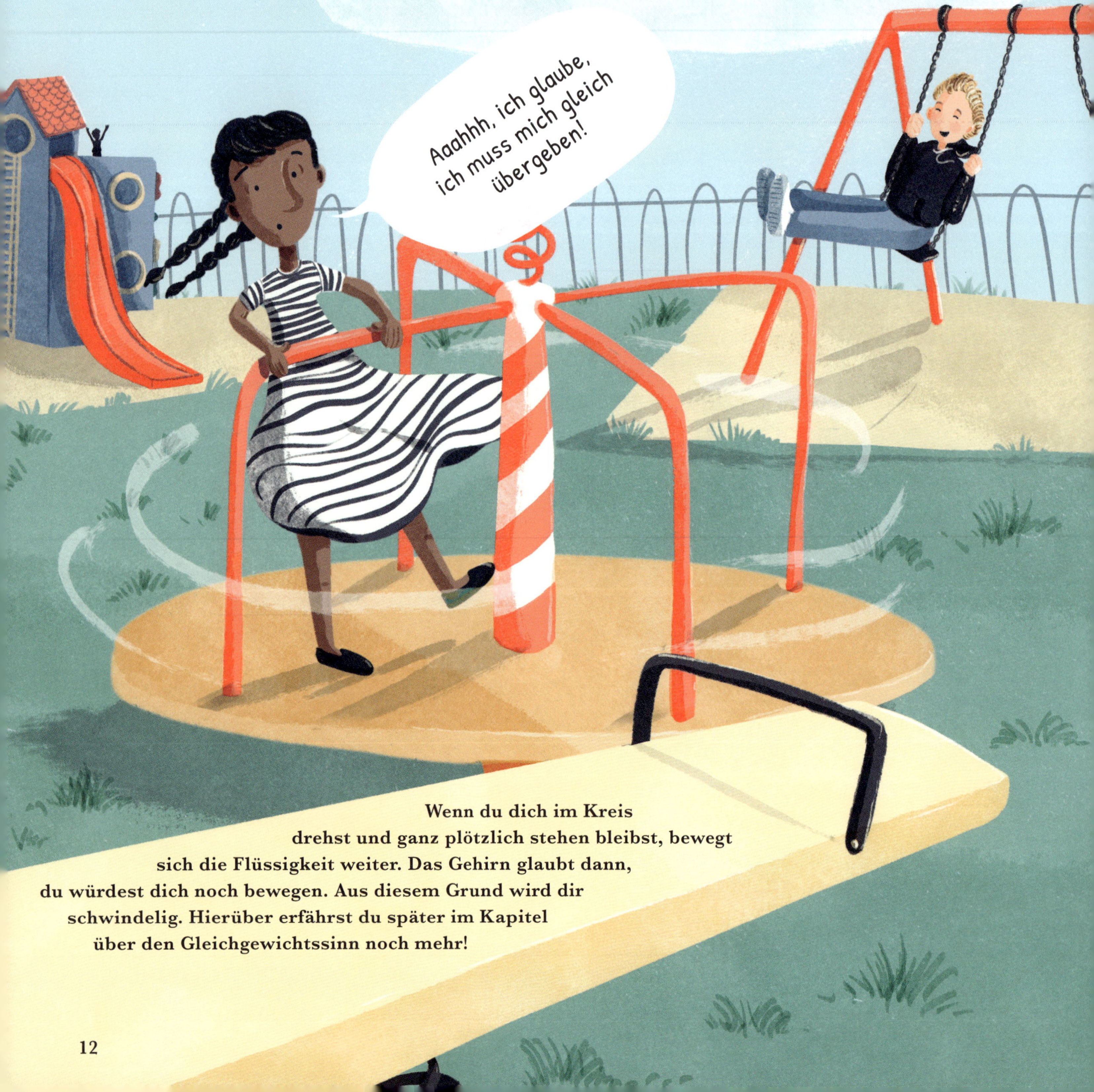

Wenn du dich im Kreis drehst und ganz plötzlich stehen bleibst, bewegt sich die Flüssigkeit weiter. Das Gehirn glaubt dann, du würdest dich noch bewegen. Aus diesem Grund wird dir schwindelig. Hierüber erfährst du später im Kapitel über den Gleichgewichtssinn noch mehr!

Druck auf den Ohren

Um gut hören zu können, muss der Druck auf beiden Seiten des Trommelfells gleich hoch sein. Wenn der Druck in der Luft sich plötzlich verändert, zum Beispiel wenn ein Flugzeug nach oben fliegt, spürt man manchmal eine Art Knacken in den Ohren.

Das liegt an der Röhre, die das Mittelohr mit der Rückseite der Nase verbindet. Sie heißt *Eustachische Röhre*. Sie funktioniert wie ein Ventil und sorgt dafür, dass der Druck auf beiden Seiten des Trommelfells gleich bleibt.

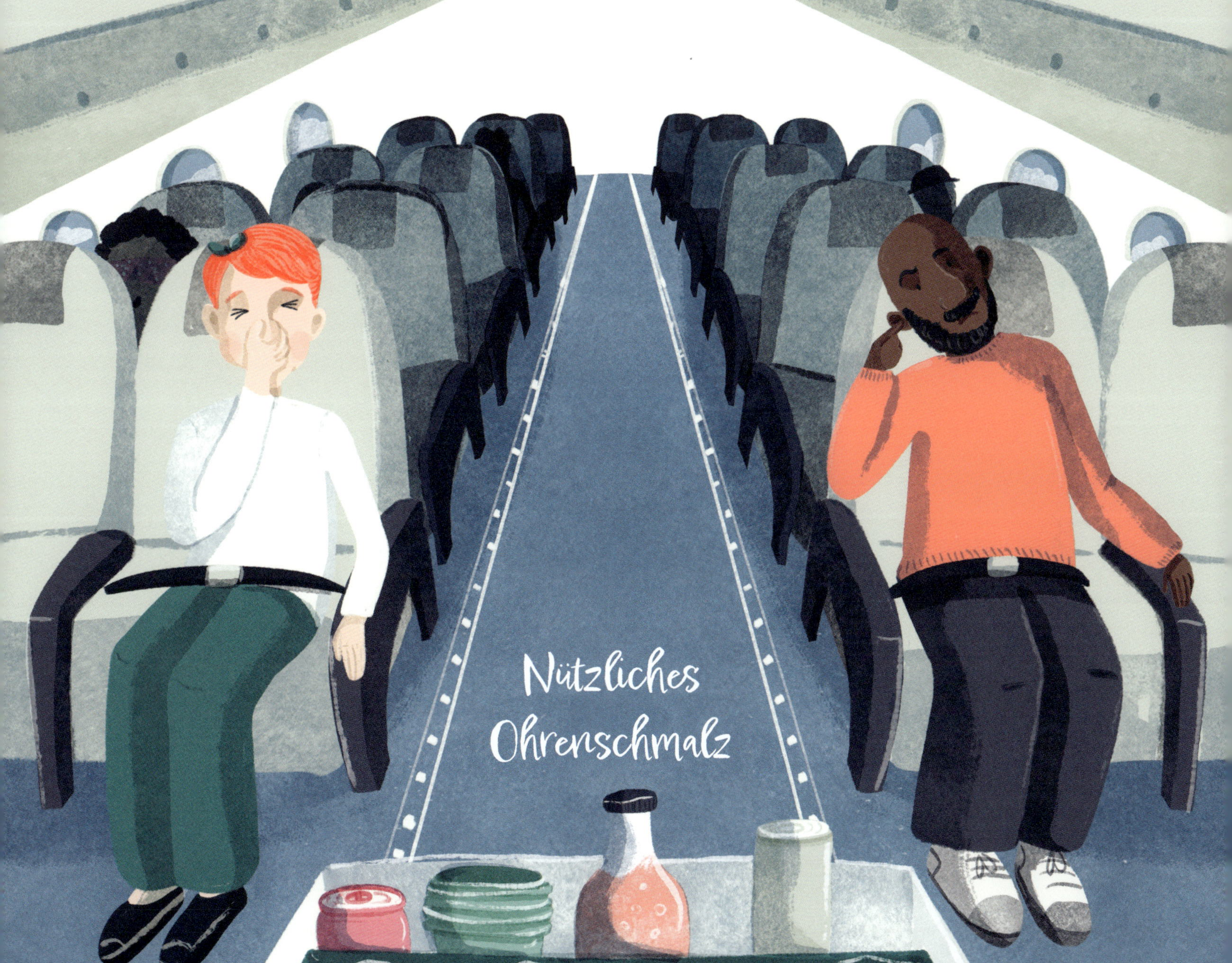

Nützliches Ohrenschmalz

Zugegeben, Ohrenschmalz ist auf den ersten Blick eklig, aber es ist auch ziemlich nützlich. Es hält den Gehörgang sauber, sorgt dafür, dass er nicht austrocknet, und schützt ihn sogar gegen Bakterien. Ohrenschmalz besteht vor allem aus abgestorbener Haut und Fettsäuren. Manchmal kommt es dazu, dass sich das Ohrenschmalz an einer Stelle sammelt und nicht mehr von allein abfließt. Wenn es den Gehörgang blockiert, muss es entfernt werden.

Bei anderen Tieren

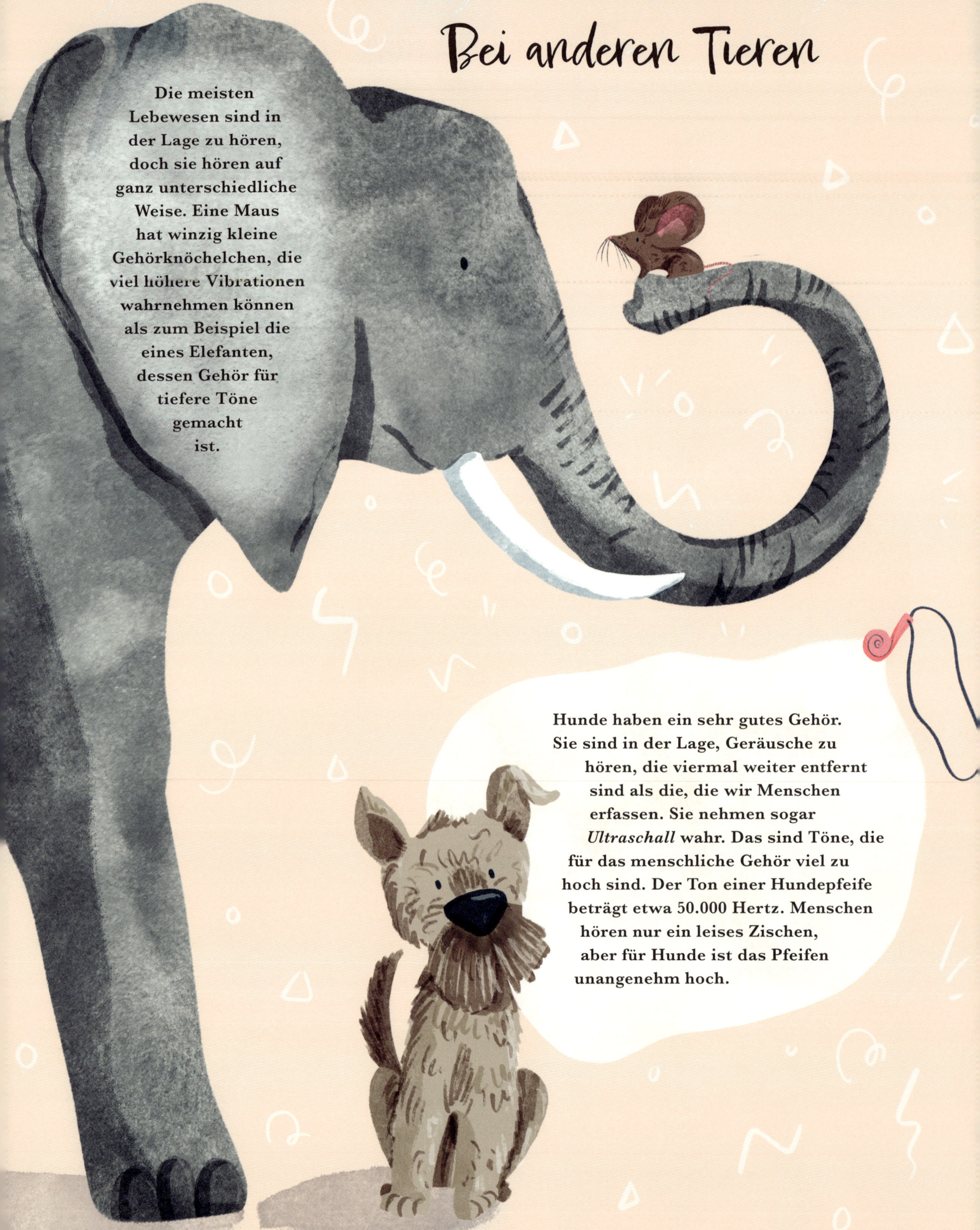

Die meisten Lebewesen sind in der Lage zu hören, doch sie hören auf ganz unterschiedliche Weise. Eine Maus hat winzig kleine Gehörknöchelchen, die viel höhere Vibrationen wahrnehmen können als zum Beispiel die eines Elefanten, dessen Gehör für tiefere Töne gemacht ist.

Hunde haben ein sehr gutes Gehör. Sie sind in der Lage, Geräusche zu hören, die viermal weiter entfernt sind als die, die wir Menschen erfassen. Sie nehmen sogar *Ultraschall* wahr. Das sind Töne, die für das menschliche Gehör viel zu hoch sind. Der Ton einer Hundepfeife beträgt etwa 50.000 Hertz. Menschen hören nur ein leises Zischen, aber für Hunde ist das Pfeifen unangenehm hoch.

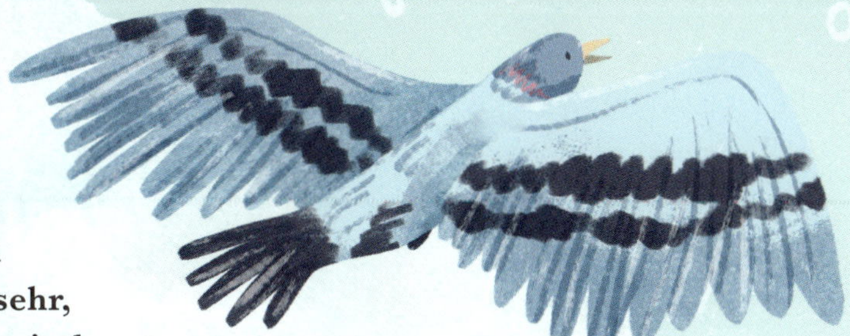

Tauben können sogar die langsam schwingenden *Infraschallwellen*, also sehr, sehr tiefe Töne, wahrnehmen. Dadurch sind sie in der Lage, sogar bevorstehende Stürme oder Erdbeben zu hören.

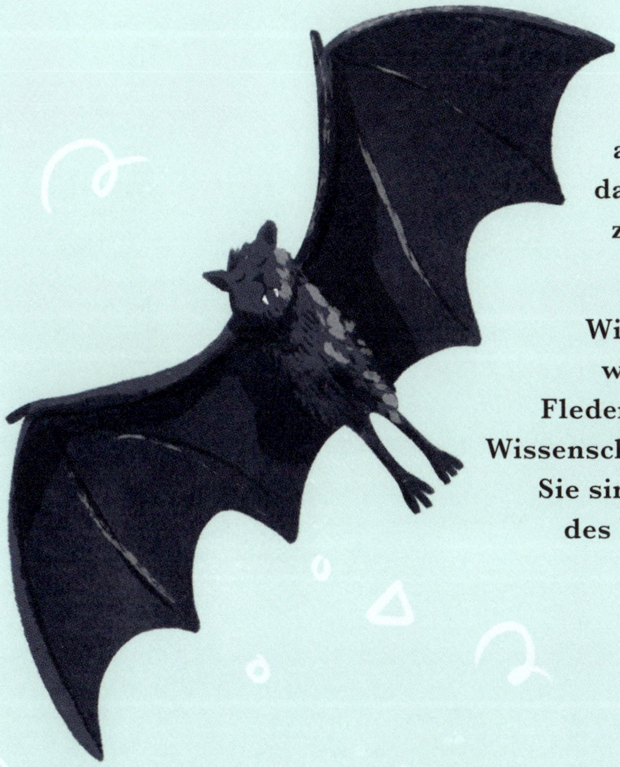

Fledermäuse sind blind, können ihre Umgebung aber »sehen«, indem sie sie hören. Sie können das Echo spüren, das ihre eigenen Schallwellen zurückwerfen. Dadurch wissen sie, wo was ist und wann sie ausweichen müssen.

Wir entwerfen ein Bild der Welt, indem wir zurückgeworfenes Licht »lesen«. Fledermäuse machen das Gleiche mit Tönen. Wissenschaftler:innen nennen das Ganze *Echoortung*. Sie sind sich aber nicht einig, ob es eine Form des Hörens ist oder ein ganz eigener Sinn.

Im Wasser werden Schallwellen viel besser übertragen als in der Luft. Delfine nutzen das, indem sie mithilfe von Echoortung ihre Beute aufspüren. Dazu machen sie hohe Klickgeräusche, deren Wellen beim Auftreffen auf ein Objekt widerhallen, was sie dann mit ihrem Kiefer spüren können.

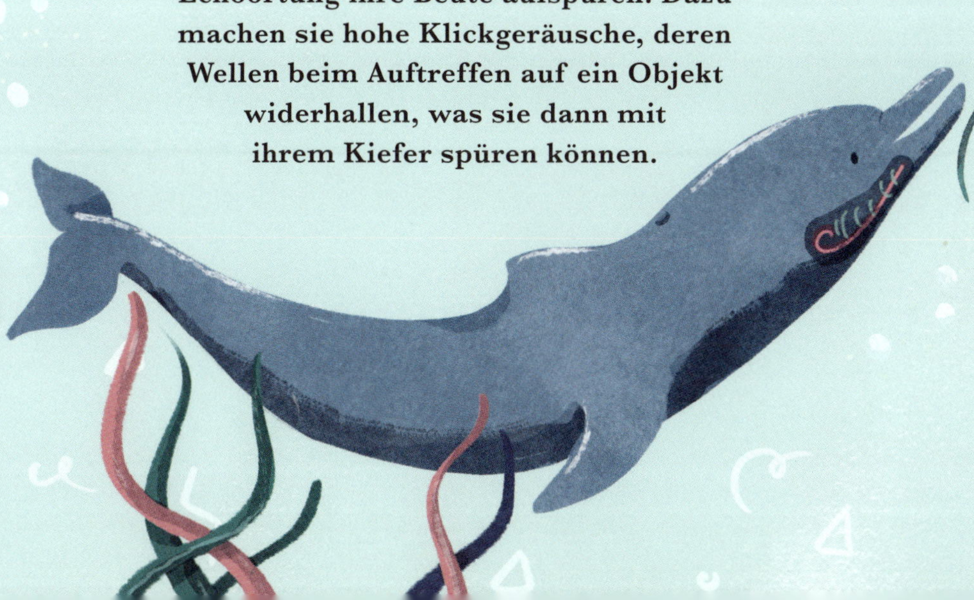

Durch das Echo erfahren Delfine nicht nur, wie weit zum Beispiel andere Tiere oder Steine entfernt sind, sondern auch etwas über deren Größe, Form und Beschaffenheit.

Sehen

Wenn wir etwas sehen, dann sehen wir tatsächlich bloß reflektiertes Licht. Lichtwellen werden von Gegenständen zurückgeworfen und gelangen so in unsere Augen. Diese »lesen« darin, wie groß der Gegenstand ist und welche Farbe und Form er hat.

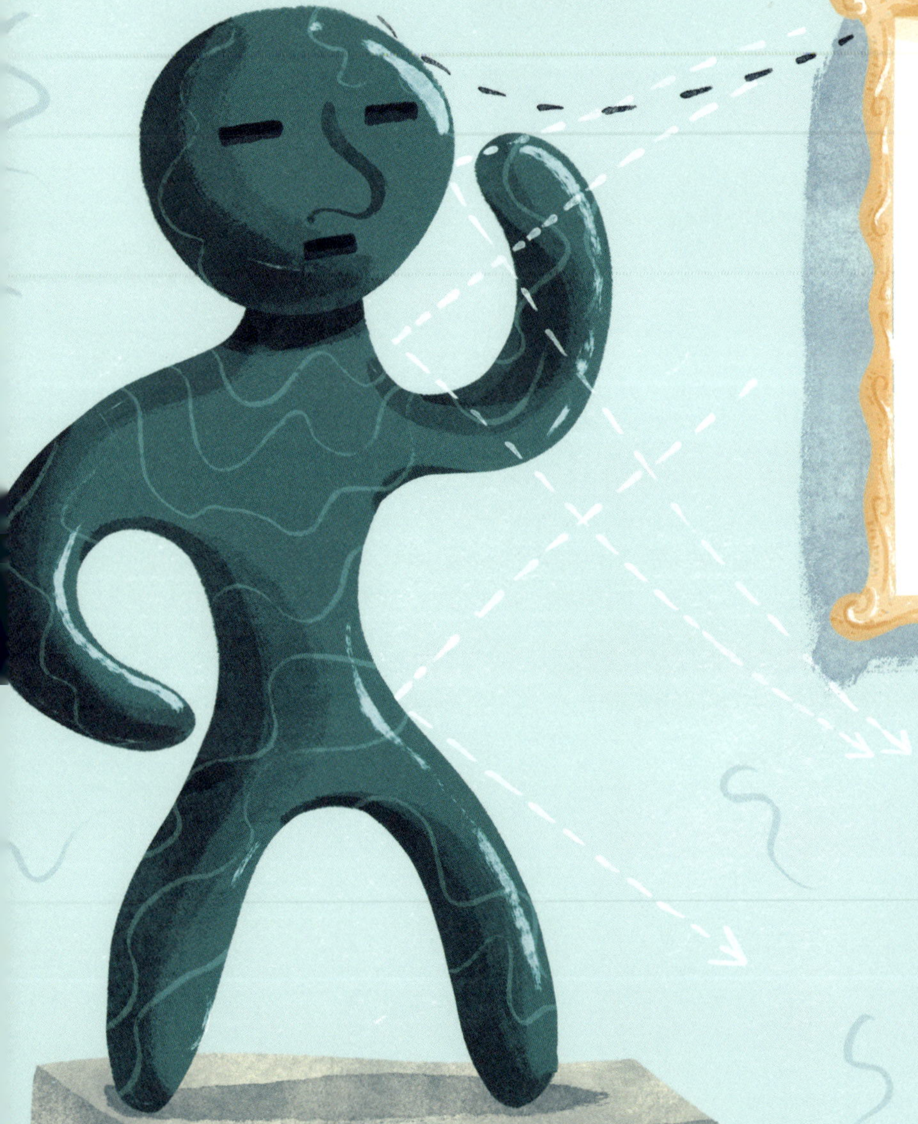

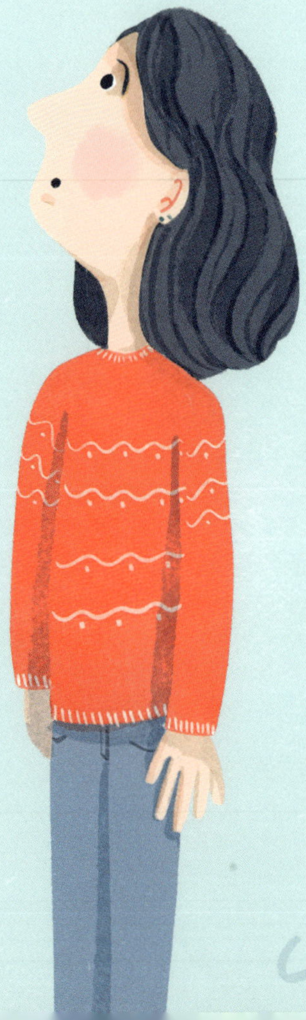

Von außen kommt dir dein Auge vielleicht ziemlich klein vor, aber tatsächlich ist es etwa so groß wie ein Tennisball. Es liegt gut geschützt in einer Art Knochenhöhle im Schädel. Das Augenlid, das ungefähr alle sechs Sekunden zugeht, hält es sauber und sorgt dafür, dass es nicht austrocknet. Das Auge ist so ein kompliziertes Organ, dass nicht einmal Darwin glauben konnte, dass es auf natürliche Weise entstanden ist!

Und so funktioniert es!

1.

Der weiße Teil des Auges heißt Lederhaut oder *Sklera*. Er besteht aus festem Bindegewebe.

2.

Die Augenhornhaut, die man auch *Cornea* nennt, ist eine Art rundes Fenster, das direkt auf dem Auge liegt. Sie bündelt das Licht, das ins Auge fällt.

3.

Der gefärbte Teil deines Auges ist ein Muskel namens *Iris*. Er befindet sich unter der Hornhaut.

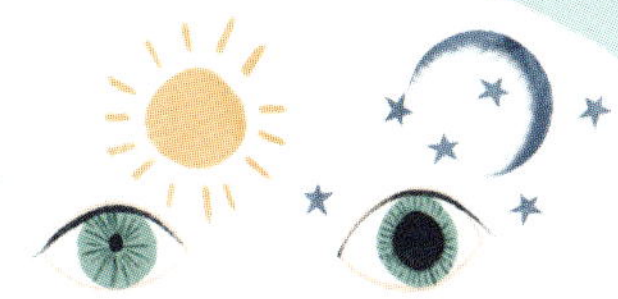

4.

Genau in der Mitte der Iris ist ein Loch, durch das das Licht ins Auge fällt: die *Pupille*. Die Iris kontrolliert, wie viel Licht hineinkommt, indem sie sich weitet oder zusammenzieht. Wenn es sehr hell ist, schrumpft die Pupille. So dringt weniger Licht ins Auge. Im Dunkeln vergrößert die Iris die Pupille, um so viel Licht wie möglich hineinzulassen.

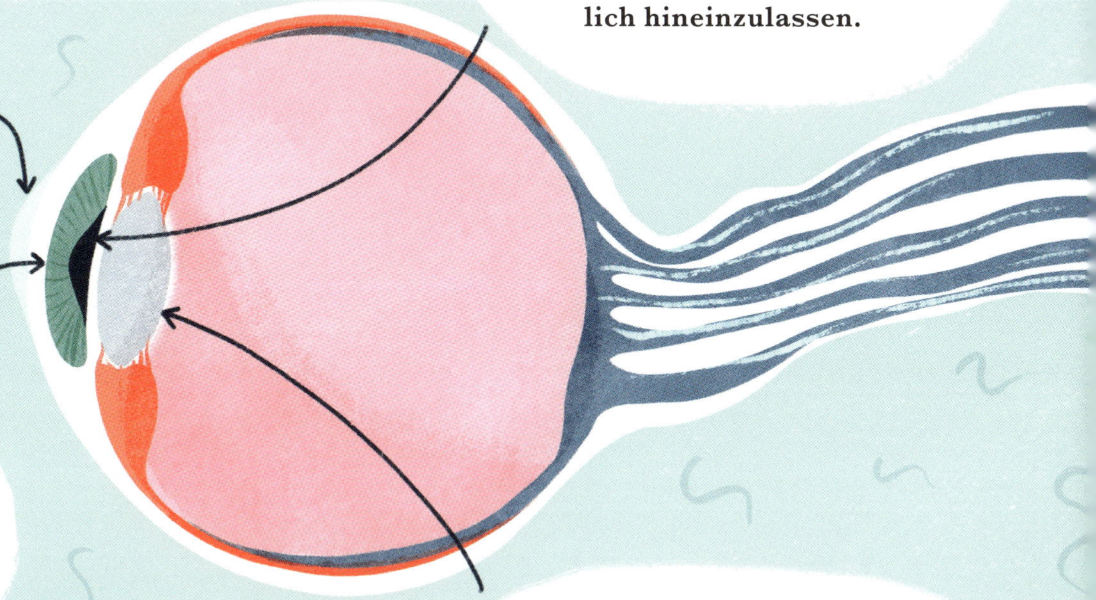

5.

Das Licht wandert durch eine durchsichtige Scheibe, die man *Linse* nennt. Sie wirft ein auf dem Kopf stehendes Bild auf die Rückseite des Auges, die *Netzhaut*. Das funktioniert wie bei einem Filmprojektor, der ein Bild auf eine Leinwand wirft.

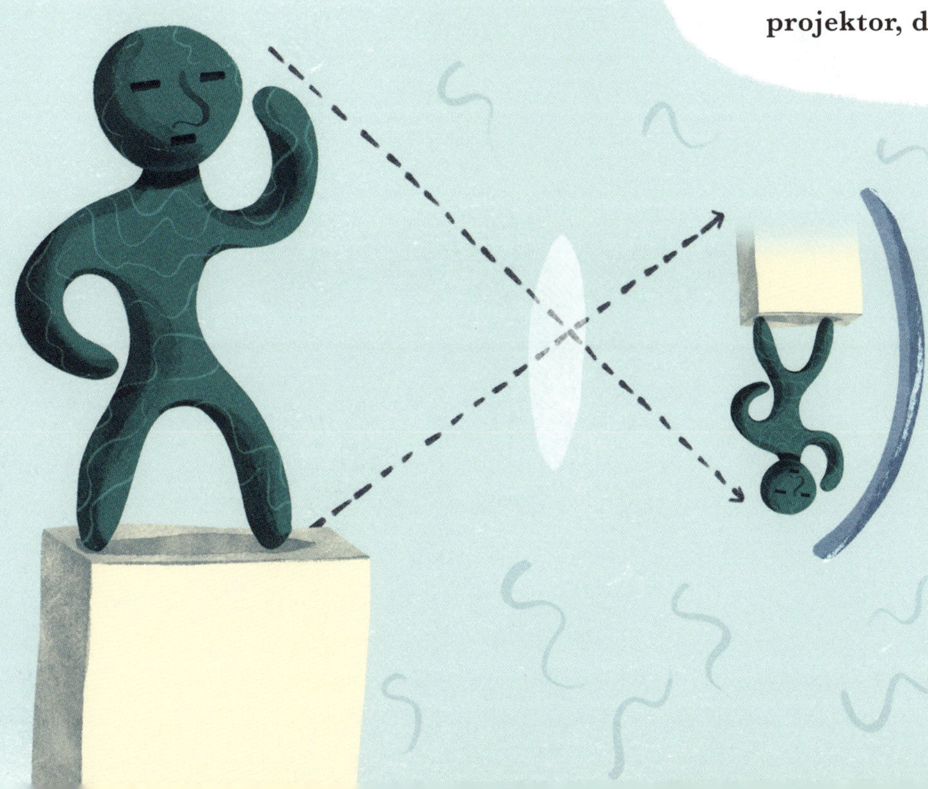

Die Linse ist sehr flexibel. Wenn du dir etwas ganz in deiner Nähe ansiehst, drückt sie sich zusammen und wird dicker. Wenn du dir etwas ansiehst, das weit von dir entfernt ist, dehnt sie sich aus und wird dünner.

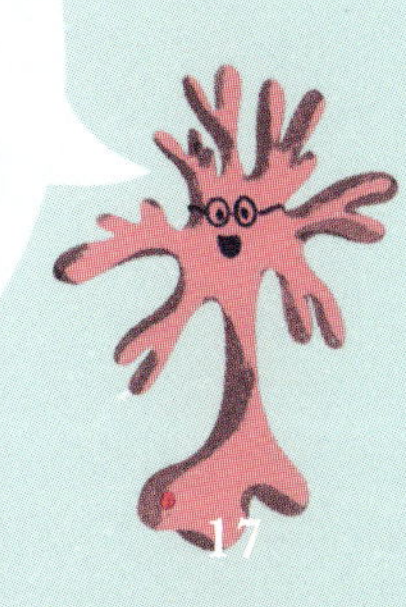

In der Netzhaut

In der Netzhaut befinden sich Millionen von lichtempfindlichen Zellen: die *Photorezeptoren*. Diese Zellen entnehmen den Lichtwellen Informationen und wandeln sie in elektrische Impulse um, die das Gehirn dann zu einem Bild zusammensetzt.

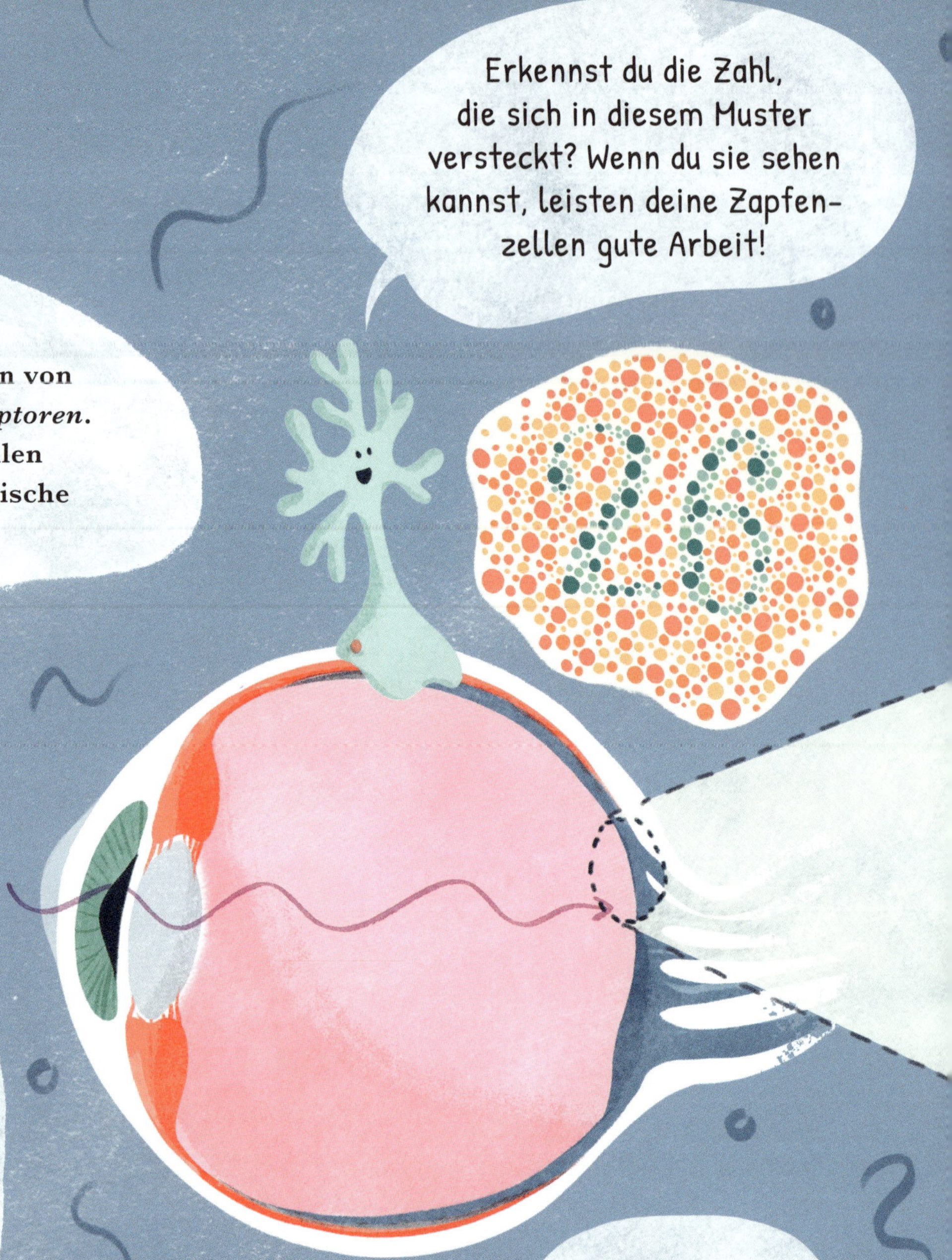
Erkennst du die Zahl, die sich in diesem Muster versteckt? Wenn du sie sehen kannst, leisten deine Zapfenzellen gute Arbeit!
16

Es gibt zwei Arten von Photorezeptoren: Zapfen und Stäbchen. Stäbchenzellen reagieren auf Licht, aber nicht auf Farben. Sie sagen uns, welche Form ein Gegenstand hat, und sie ermöglichen es uns auch, im Dunkeln zu sehen.

Zapfenzellen erkennen Farben. Mit ihrer Hilfe können wir auch die feineren Details von Gegenständen sehen.

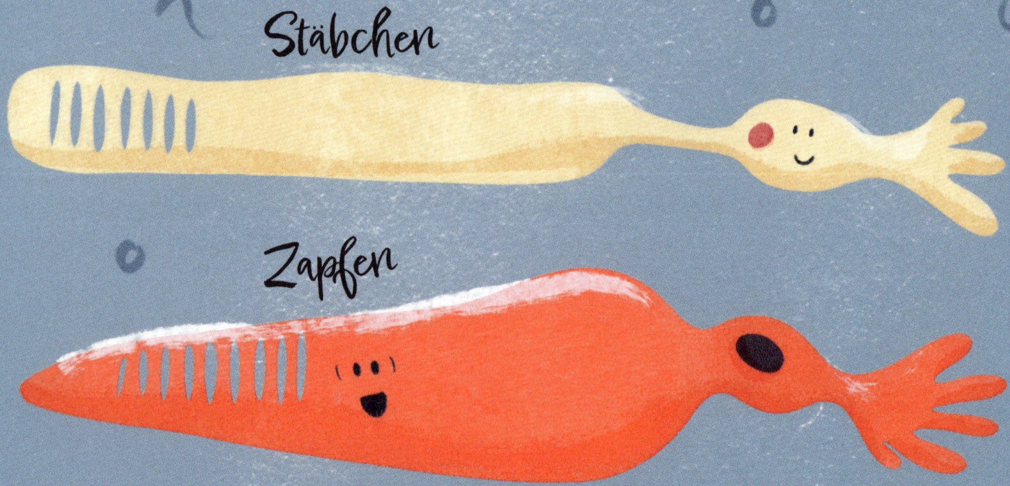
Stäbchen
Zapfen

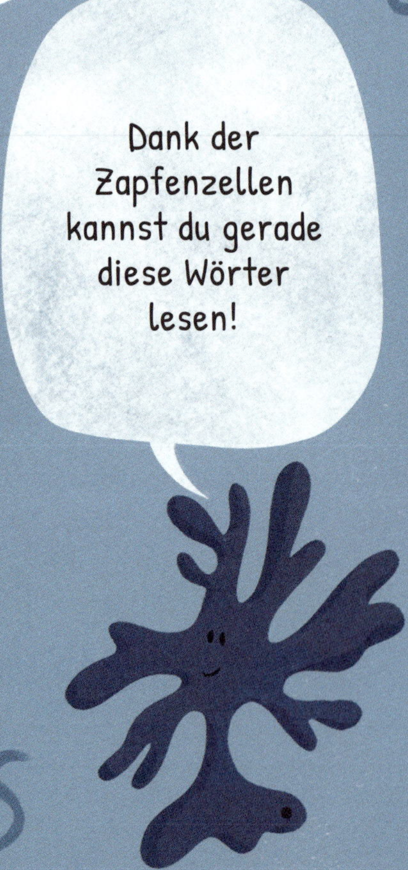
Dank der Zapfenzellen kannst du gerade diese Wörter lesen!

Die Netzhaut besitzt drei verschiedene Arten von Zapfen. Jeder Zapfen reagiert auf eine von drei Farben: Rot, Grün oder Blau. Wenn alle Zapfen zusammenarbeiten, können sie zwischen Millionen verschiedener Farben unterscheiden.

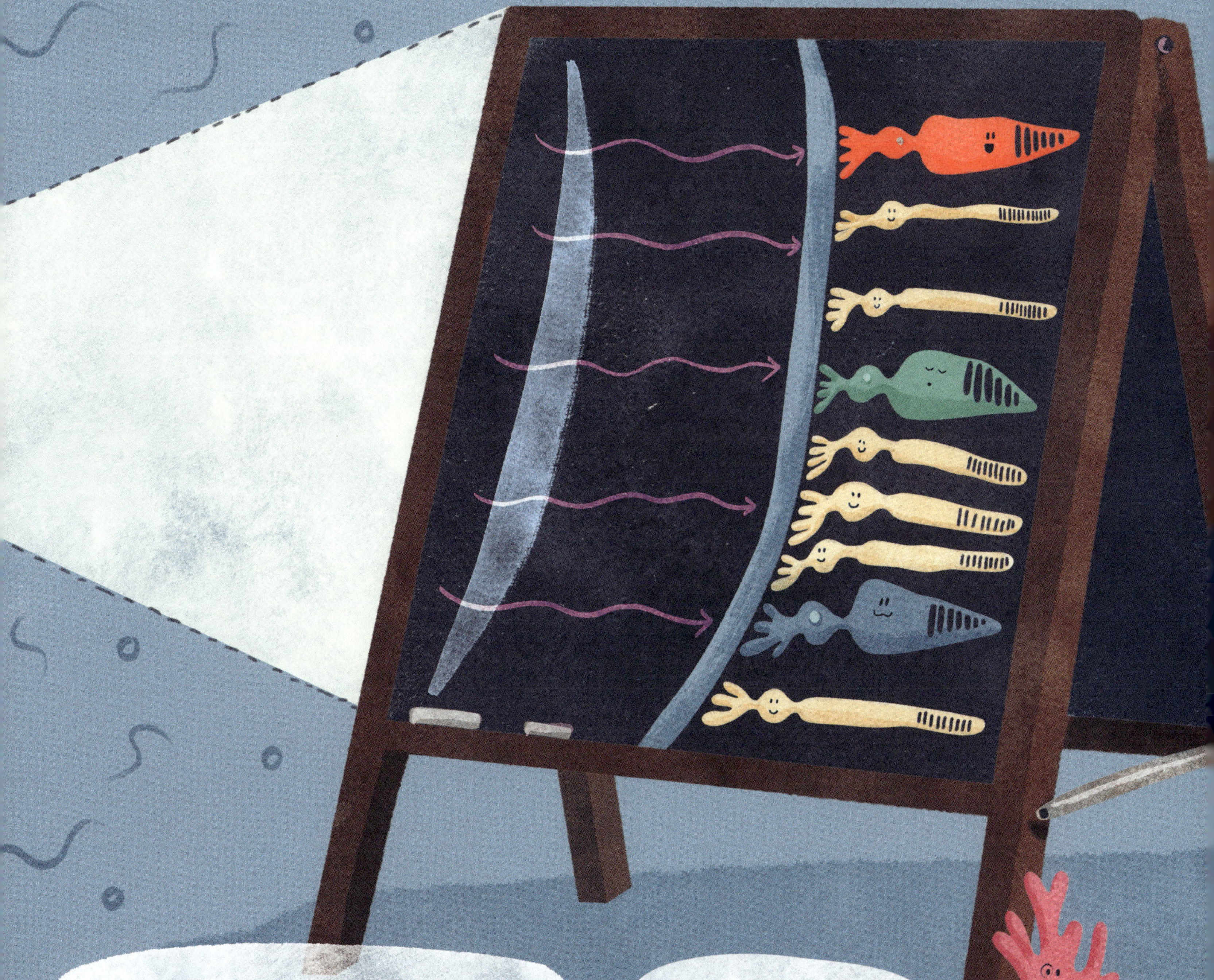

Die meisten Zapfenzellen befinden sich an einem Punkt mitten auf der Netzhaut. Diesen Punkt nennt man die *Sehgrube*. Die Linse bündelt das Licht genau dort, damit wir in der Lage sind, ein scharfes Bild in sämtlichen Farben zu sehen. Im restlichen Teil der Netzhaut befinden sich vor allem Stäbchenzellen.

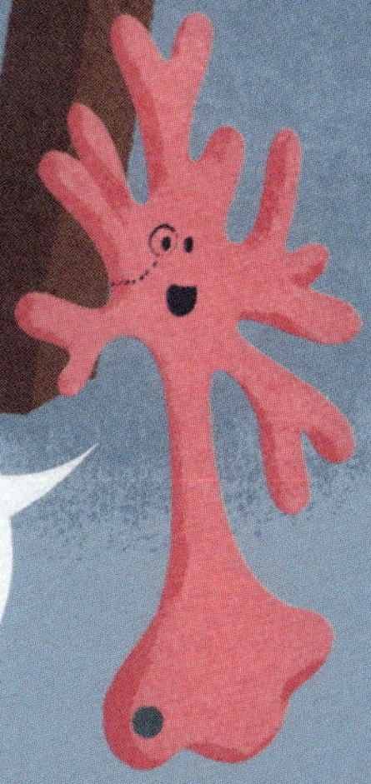

Im Gehirn

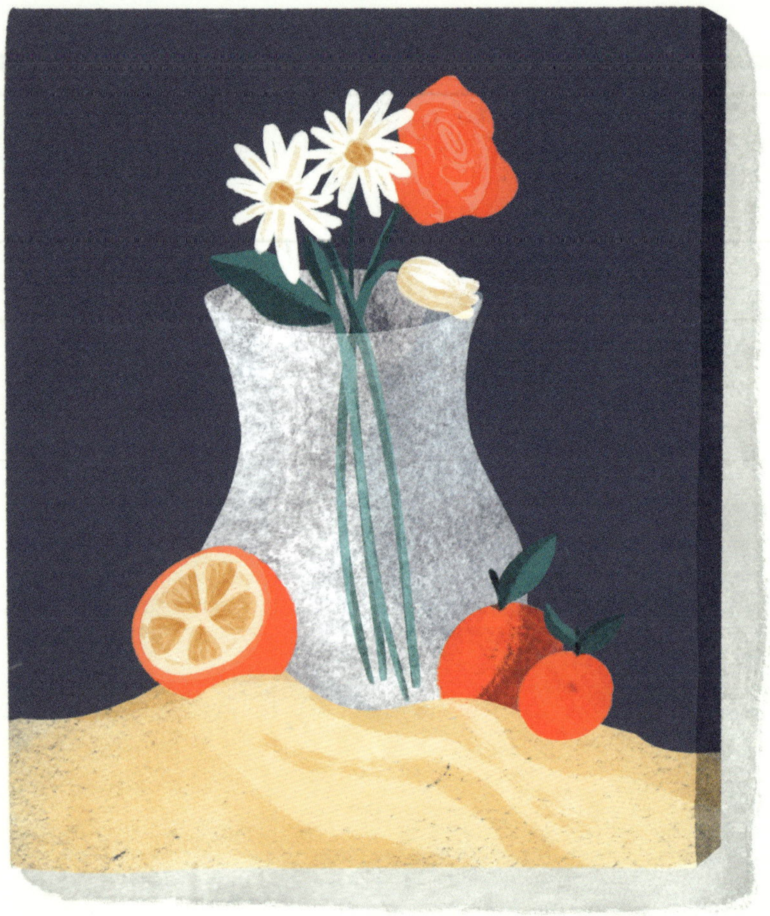

Die Zapfen- und die Stäbchenzellen wandeln die Informationen aus den Lichtstrahlen in elektrische Impulse um. Diese werden dann durch den Sehnerv an das Gehirn weitergeleitet.

Die Linse überträgt das Bild auf dem Kopf stehend an die Netzhaut. Das Gehirn empfängt dieses Bild und dreht es wieder richtig herum.

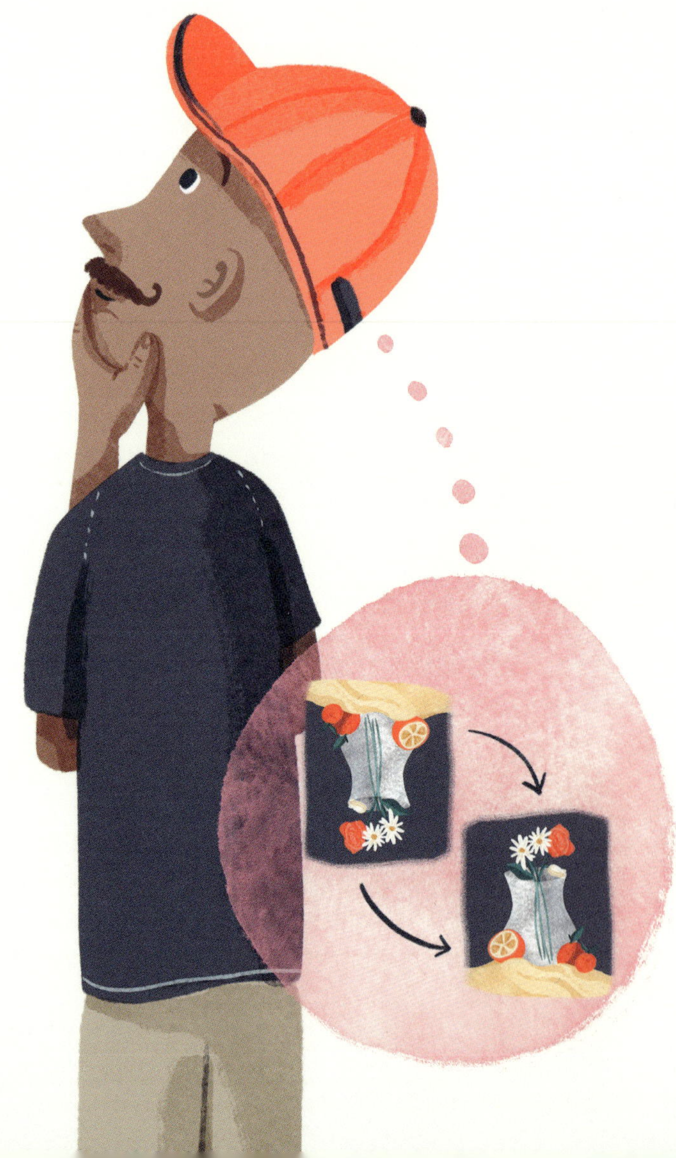

Das Gehirn muss auch noch die Informationen aus beiden Augen miteinander verbinden. Deine Pupillen sind etwa sechs Zentimeter voneinander entfernt. Das bedeutet, dass jedes Auge einen Gegenstand aus einer anderen Perspektive sieht. Wenn der Gegenstand sehr weit weg ist, ist der Unterschied zwischen beiden Perspektiven nur sehr klein. Aber wenn man einen Gegenstand aus der Nähe betrachtet, ist der Unterschied ziemlich groß.

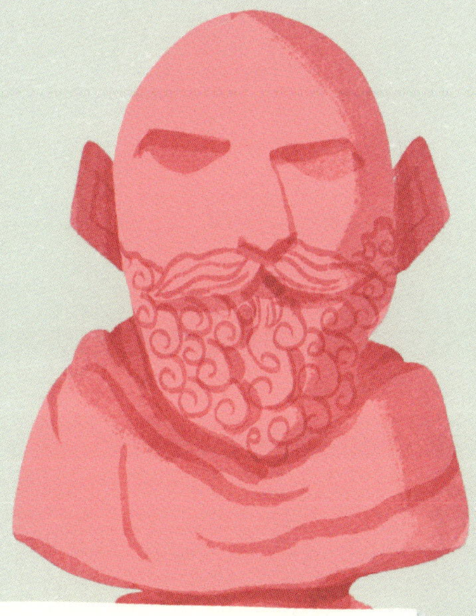

Das Gehirn vergleicht beide Bilder miteinander. Den Unterschied nutzt es dann, um ein falsches Gefühl von Tiefe zu erzeugen. Menschen, die auf einem Auge blind sind, haben große Probleme zu erkennen, wie weit entfernt ein Gegenstand ist.

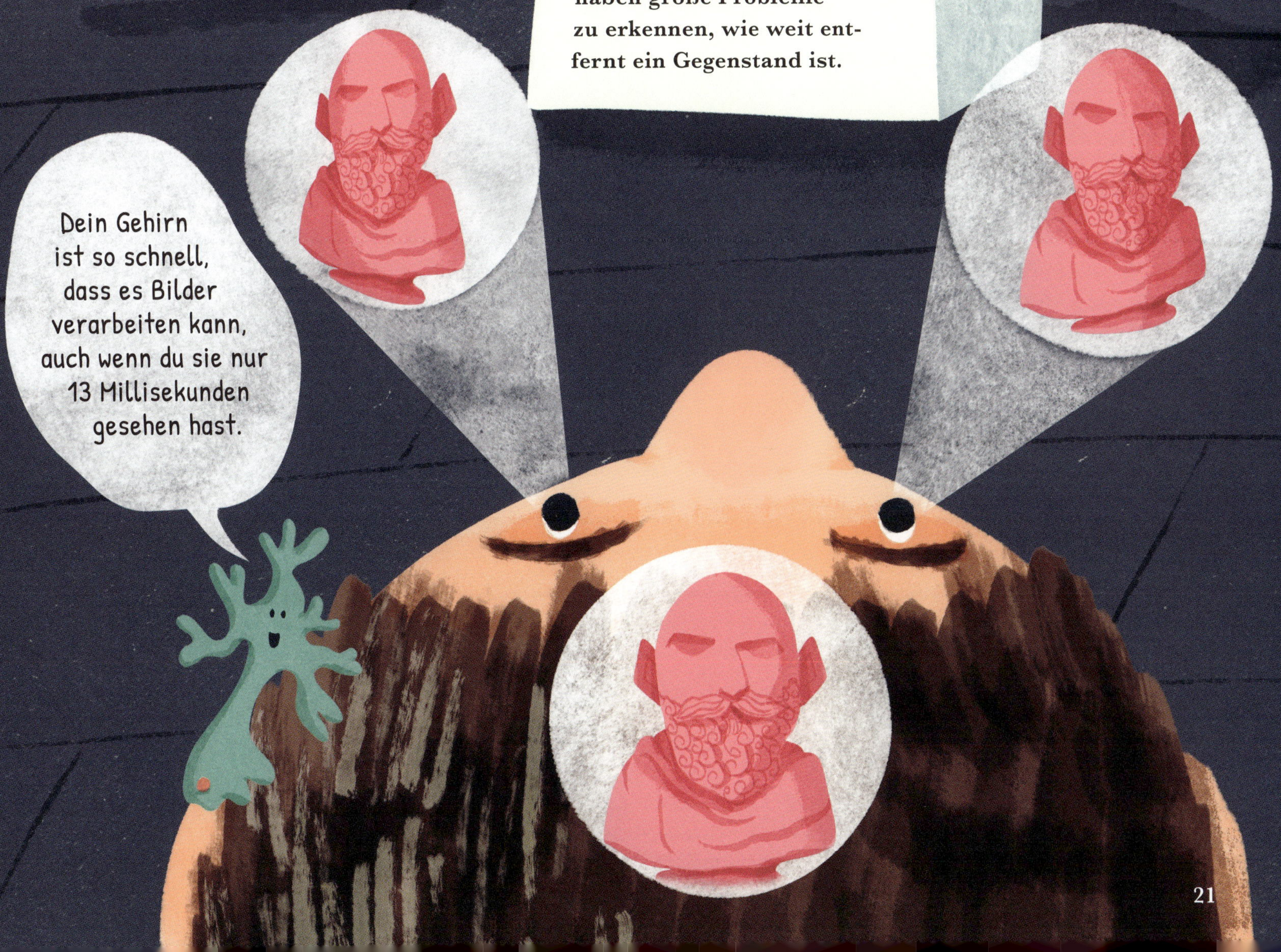
Dein Gehirn ist so schnell, dass es Bilder verarbeiten kann, auch wenn du sie nur 13 Millisekunden gesehen hast.

Farbenblindheit

Ungefähr 8 % aller Männer sind farbenblind, aber weniger als 1 % aller Frauen.

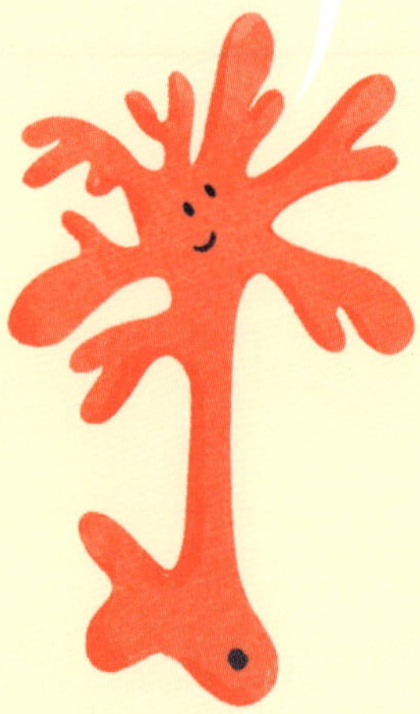

Manche Menschen haben Probleme mit den Zapfenzellen in ihrer Netzhaut. Dadurch sind sie farbenblind. Ihnen fällt es schwer, zwischen Rot und Grün zu unterscheiden. Es gibt aber auch Menschen, die überhaupt keine Farben erkennen können. Sie sehen alles nur in Grautönen.

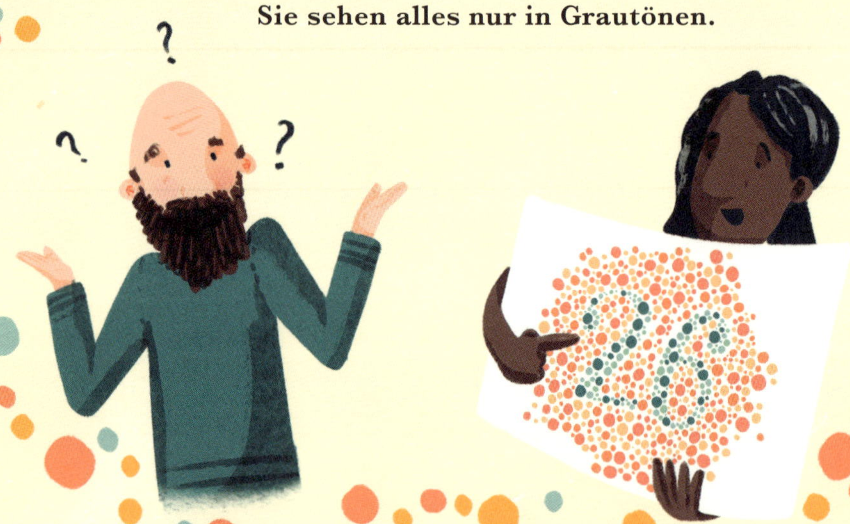

Nachtsicht

In den Stäbchenzellen gibt es einen roten Farbstoff, der bei Kontakt mit Licht weniger wird: *Sehpurpur*. Mit seiner Hilfe können wir aber bei sehr wenig Licht noch etwas sehen. Wenn wir in einen dunklen Raum gehen, wird mehr Sehpurpur hergestellt. Dadurch wird das Auge lichtempfindlicher. Das ist auch der Grund, warum es immer einen Moment dauert, bis sich die Augen an Dunkelheit gewöhnt haben. Doch sobald sie das geschafft haben, reagieren sie etwa 2.000-mal empfindlicher auf Licht als vorher.

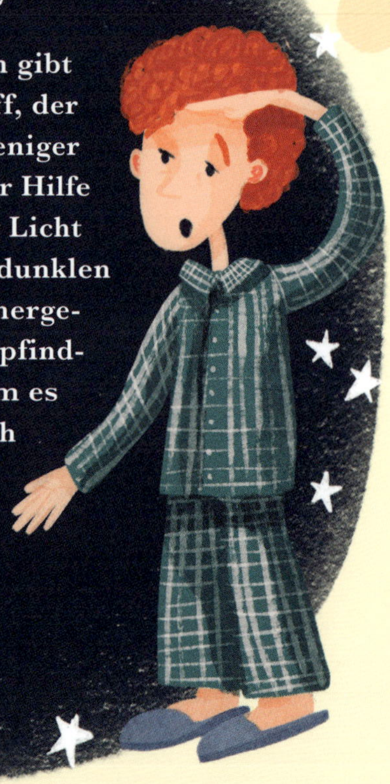

Der Körper benötigt viel Vitamin A, um Sehpurpur zu produzieren. Iss also viele Karotten, dann wirst du nicht nachtblind!

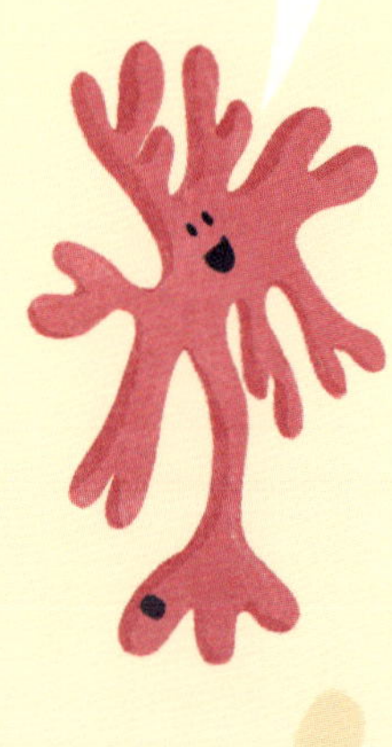

Was für ein Spektakel!

Kurzsichtigkeit

Bei manchen Menschen sind die Augäpfel ziemlich in die Länge gezogen. Dadurch wird das Licht schon vor der Netzhaut gebündelt und das Bild unscharf. Je näher die Gegenstände sind, desto besser sind sie für Kurzsichtige zu erkennen. Weit entfernte Gegenstände sehen sie jedoch nur verschwommen. Einer von drei Menschen ist von Kurzsichtigkeit betroffen.

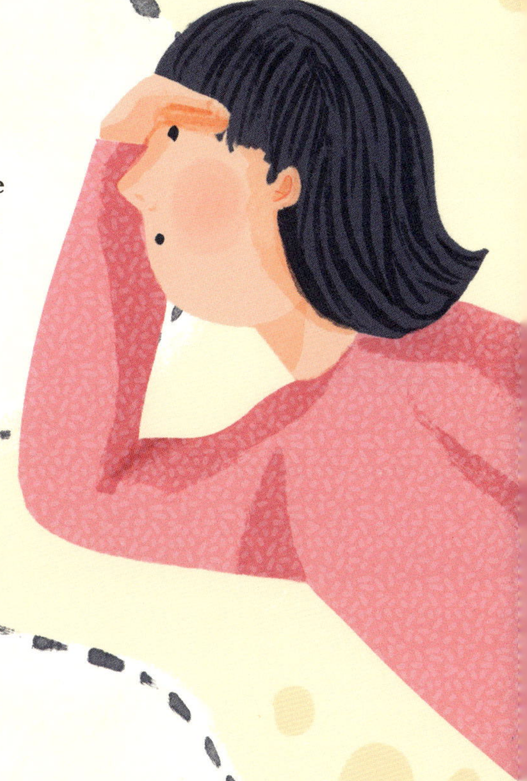

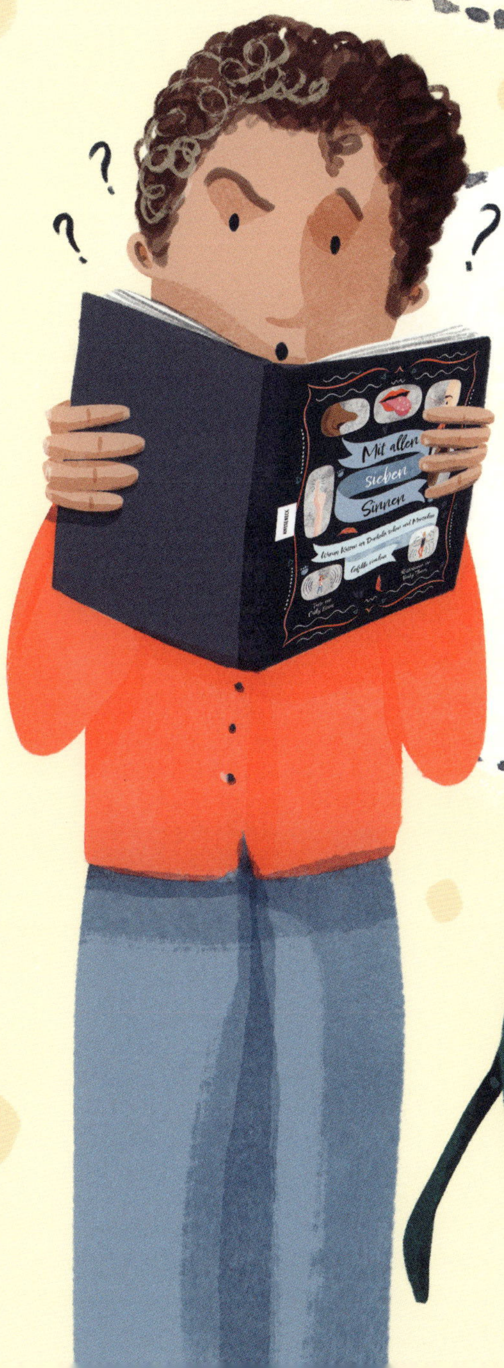

Weitsichtigkeit

Bei anderen Menschen ist es genau umgekehrt. Gegenstände, die weiter entfernt sind, sehen sie klar und deutlich, aber Gegenstände in der Nähe dafür unscharf. Meistens sind ihre Augäpfel zu kurz oder die Linsen nicht flexibel genug. Das Licht wird dann nicht auf, sondern hinter der Netzhaut gebündelt.

Zum Glück gibt es Brillen, die das alles ausgleichen können!

Weitsichtige Menschen tragen Brillen mit nach außen gewölbten Linsen, die die Strahlen für sie sammeln, damit sie nicht über die Netzhaut hinwegfallen.

Kurzsichtige Menschen tragen Brillen mit einer nach innen gewölbten Linse, die die Strahlen verstreuen, damit sie es bis auf die Netzhaut schaffen.

Bei anderen Tieren

Katzen sind Nachtjäger. Ihre Augen haben sich deswegen so entwickelt, dass sie auch bei wenig Licht gut sehen können. Die Pupillen einer Katze sind nicht rund, sondern sehen eher aus wie Schlitze, die von oben nach unten laufen. So hat ihre Iris, die ein Muskel ist, mehr Bewegungsspielraum und kann mehr Licht ins Auge hineinlassen. Katzen haben auch achtmal mehr Stäbchenzellen als Menschen.

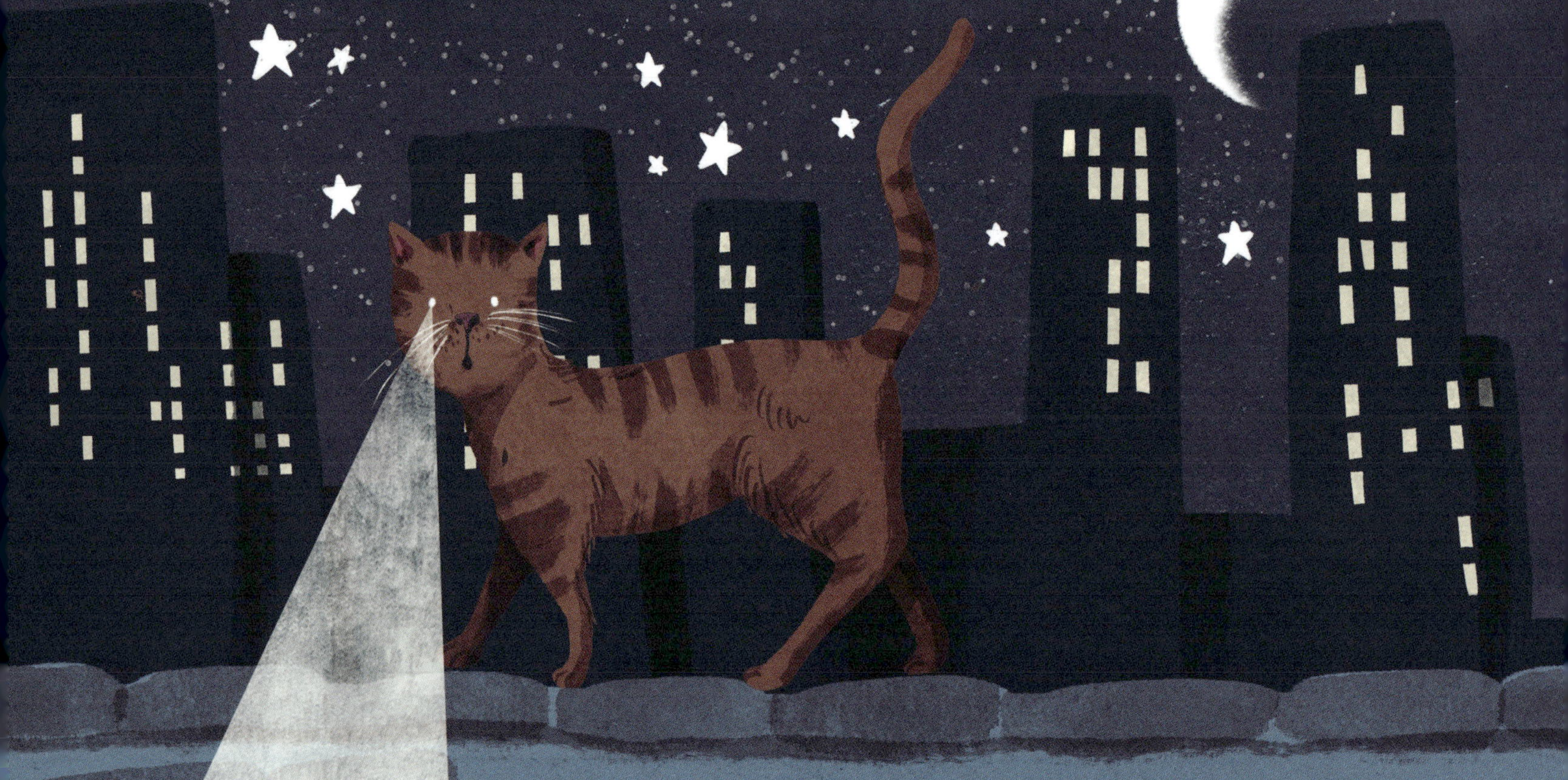

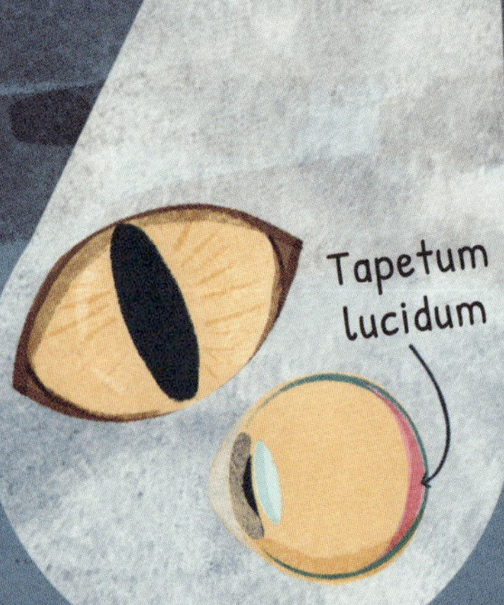

Zusätzlich besitzen Katzen und andere Nachtjäger etwas, das man das *Tapetum lucidum* nennt. Das ist eine Schicht hinter der Netzhaut, die das Licht zurückwirft und so den Photorezeptoren eine weitere Chance gibt, auf schwaches Licht zu reagieren. Dieses reflektierende Gewebe ist dafür verantwortlich, dass Katzenaugen im Dunkeln »leuchten«.

Die Augen eines Falken gehören zu den besten im gesamten Tierreich. Sie sind im Verhältnis zu seiner Körpergröße riesig und verleihen ihm einen messerscharfen Blick. Ein Falke kann eine Feldmaus aus drei Kilometern Entfernung sehen! Wenn er sich im Flug auf sie stürzt, passt sich die Krümmung seiner Linsen an, damit er seine Beute weiterhin scharf sieht.

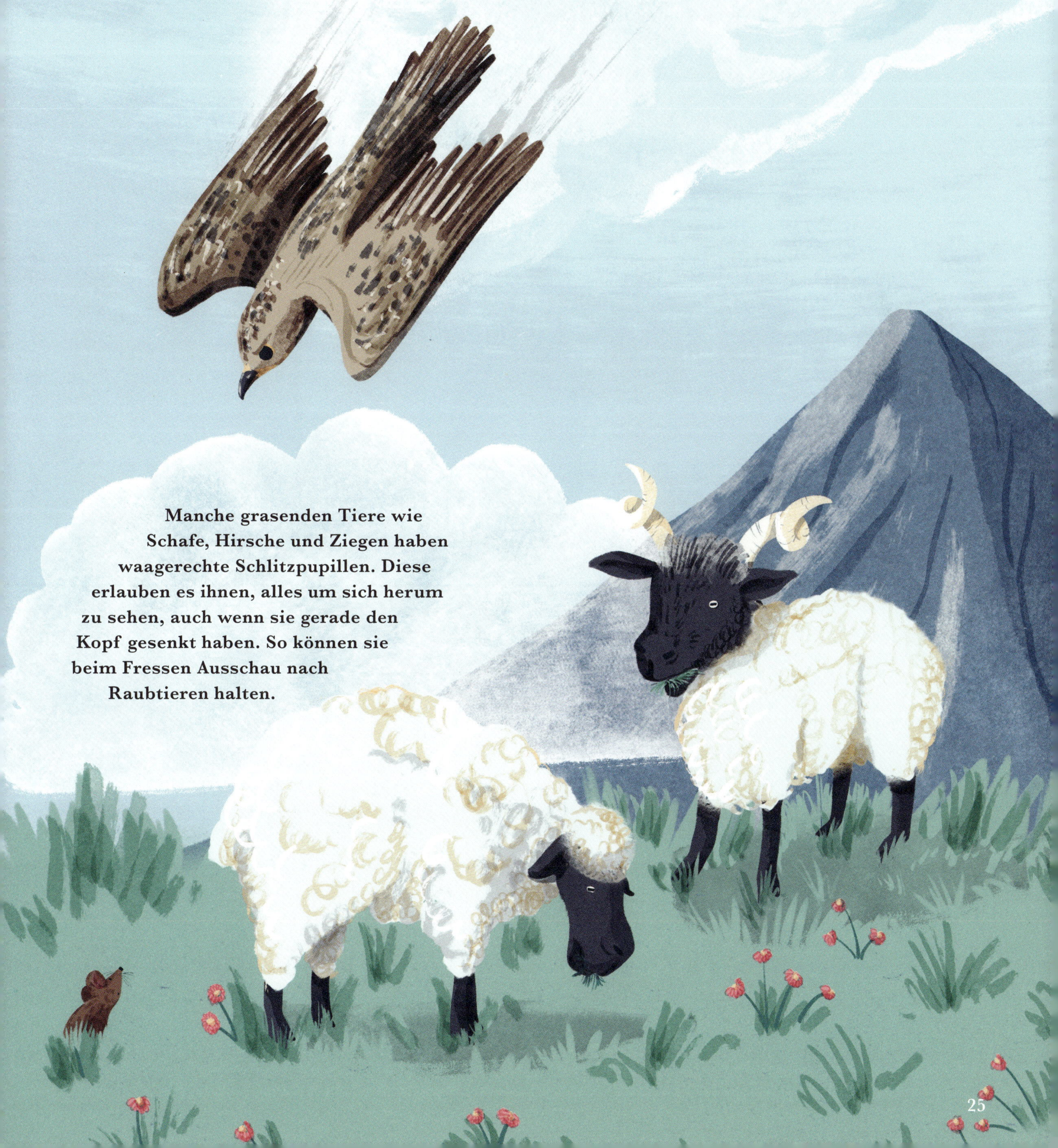

Manche grasenden Tiere wie Schafe, Hirsche und Ziegen haben waagerechte Schlitzpupillen. Diese erlauben es ihnen, alles um sich herum zu sehen, auch wenn sie gerade den Kopf gesenkt haben. So können sie beim Fressen Ausschau nach Raubtieren halten.

Riechen

Wusstest du, dass Frauen besser riechen …?

Den Geruchssinn nennt man auch *Olfaktion*. Beinahe alle Lebewesen benötigen ihn, um zu überleben. Mit seiner Hilfe können wir Nahrung finden, Gefahren erschnüffeln und richtig schmecken. Er macht ein Tier sogar attraktiver für mögliche Partner.

Ja, ihr Geruchssinn ist stärker ausgeprägt als der vieler Männer.

Unser Geruchssinn und unser Geschmackssinn sind eng miteinander verbunden. Beide verarbeiten chemische Botenstoffe, die durch die Luft übertragen werden.

So funktioniert es!

Auf der Rückseite der Nasenhöhle befindet sich ein kleines Stück Haut, das man das *Riechepithel* nennt. Es ist voller Sinneszellen, die man auch *Geruchsrezeptoren* nennt. Diese sind mit einer Schicht aus Schleim bedeckt.

Alles um uns herum gibt mikroskopisch kleine Teilchen ab: frisch gebrühter Kaffee, ein Tannenbaum oder stinkender Käse. Diese Teilchen atmen wir zusammen mit der Luft durch unsere Nase ein.

Diese Teilchen bleiben an der Schleimschicht in der Nasenhöhle kleben, und wenn sie sich auflösen, heften sie sich an die Rezeptoren. Die Geruchsrezeptoren schicken ein Signal über den Riechnerv an den Riechkolben, der sich an der Vorderseite des Gehirns befindet.

Im Riechkolben befinden sich ungefähr 12.000.000 Rezeptorzellen. Verschiedene Gerüche aktivieren unterschiedliche Riechzellen (auch mehrere gleichzeitig). So erkennt das Gehirn, um welchen Geruch es sich genau handelt.

Vom Riechkolben aus wird die Botschaft an verschiedene Bereiche des Gehirns geschickt. Anders als bei anderen Sinnen wird sie nämlich nicht erst an einem zentralen Punkt des Gehirns verarbeitet, sondern direkt an Orten wie der *Amygdala*, dem *Thalamus* und dem *Neokortex*. Das sind die Bereiche des Gehirns, in denen auch Erinnerungen und Gefühle verarbeitet werden. Gerüche können Gefühle und Erinnerungen in uns wecken wie kein anderer Sinneseindruck.

Die Riechzellen erneuern sich alle vier bis acht Wochen – so sind sie immer frisch und bereit für ihren nächsten Einsatz.

Geruch und Geschmack

Nicht alle Gerüche erreichen dein Gehirn durch die Nase. Manche Gerüche kommen auch durch die Röhre, die den Rachen mit der Nase verbindet.

Wenn du auf etwas zu essen herumkaust, werden zusätzliche Aromen freigesetzt, die durch diese Röhre in deinen Riechkolben gelangen. Dort verstärkt sich der Geschmack deines Essens noch einmal.

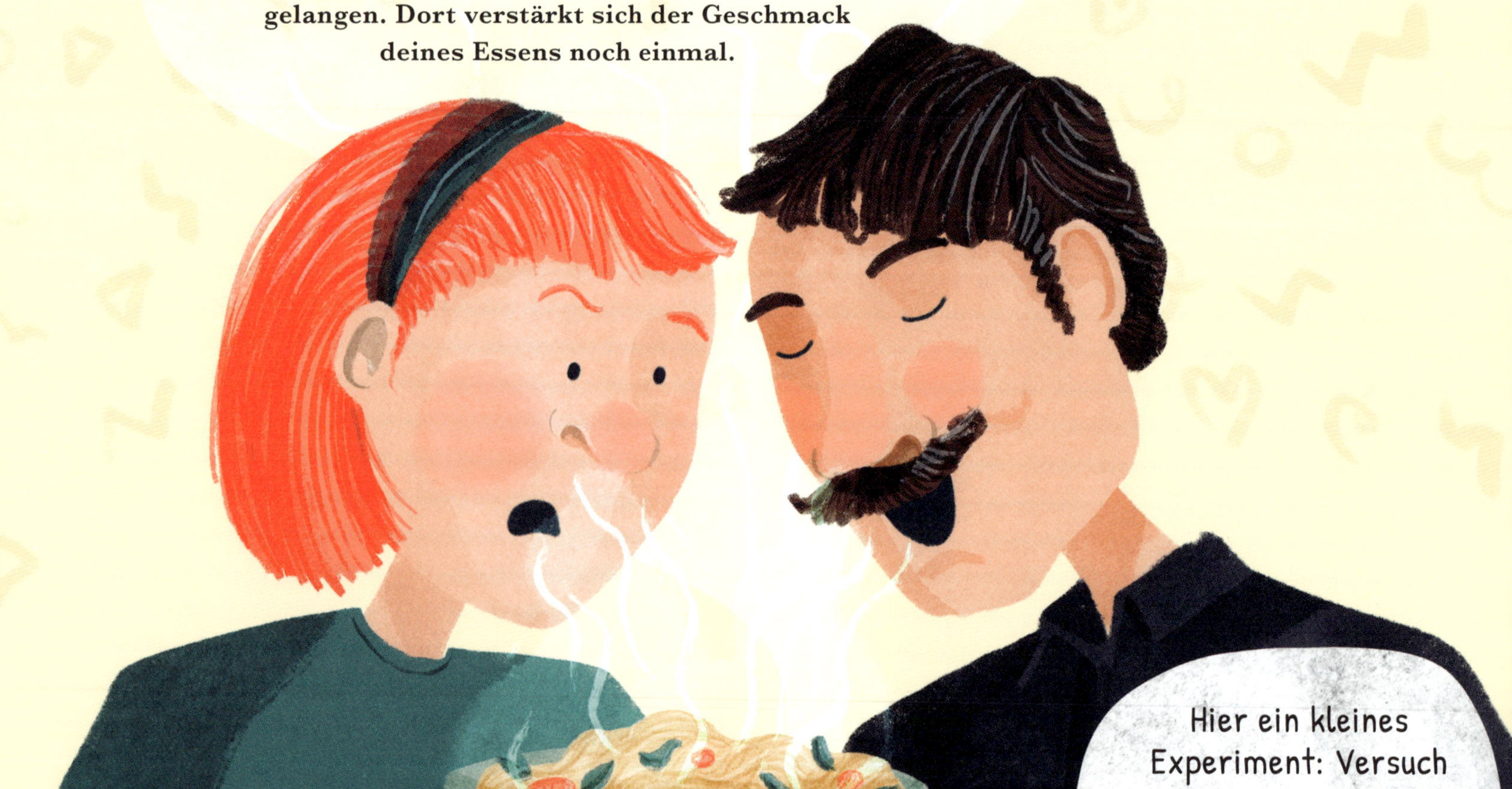

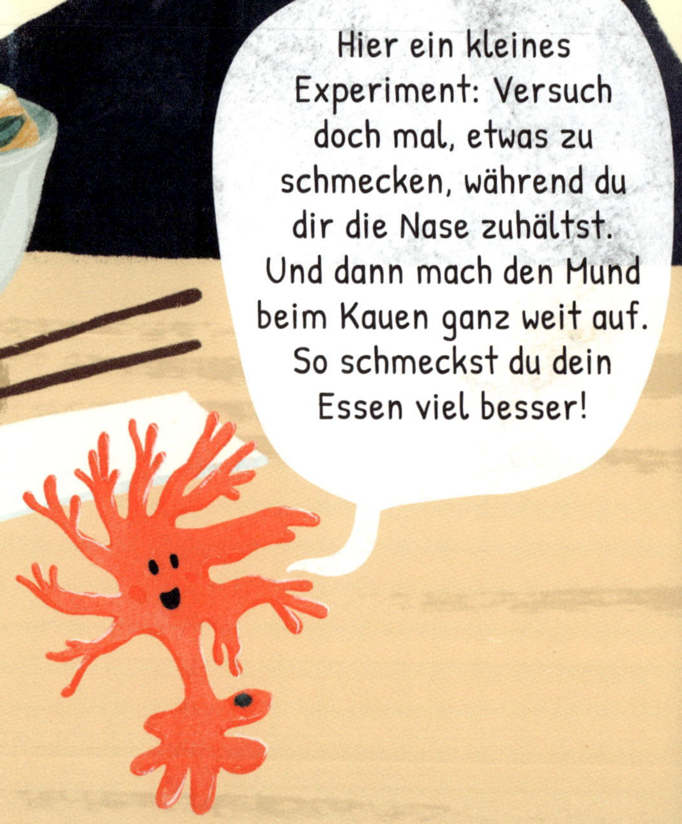
Hier ein kleines Experiment: Versuch doch mal, etwas zu schmecken, während du dir die Nase zuhältst. Und dann mach den Mund beim Kauen ganz weit auf. So schmeckst du dein Essen viel besser!

Wissenschaftler:innen sagen, dass bis zu 80 % des Geschmacks eigentlich Gerüche sind. Ohne den Geruch würde unser Essen ziemlich langweilig schmecken.

Hier riecht was faul …

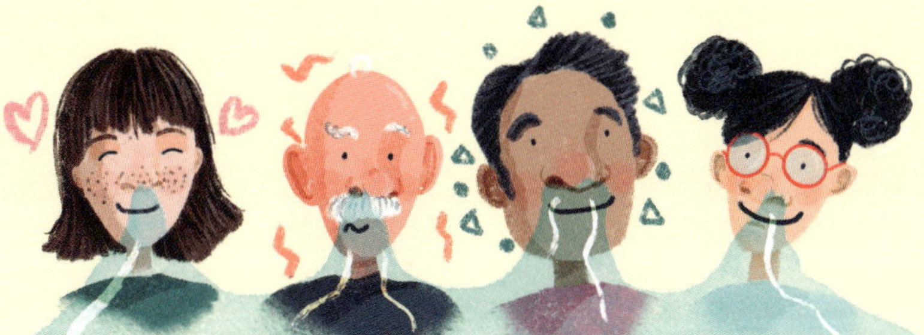

Es gibt noch so einiges, was wir nicht darüber wissen, wie und warum Menschen so unterschiedlich auf Gerüche reagieren. Unsere Gene, unser Hauttyp und unsere Ernährungsweise können beeinflussen, wie wir einen Geruch deuten. Etwa 30 % aller Menschen nehmen einen bestimmten Geruch in ihrem Urin wahr, nachdem sie Spargel gegessen haben. Die anderen 70 % merken davon gar nichts.

Weil unser Geruchssinn so stark mit unseren Gefühlen zusammenhängt, reagieren wir auf viele Gerüche, ohne dass wir es überhaupt merken. Innerhalb der ersten 30 Sekunden entscheiden wir darüber, ob wir jemanden mögen oder nicht. Wissenschaftler:innen glauben, dass das auch am Geruch der Person liegt.

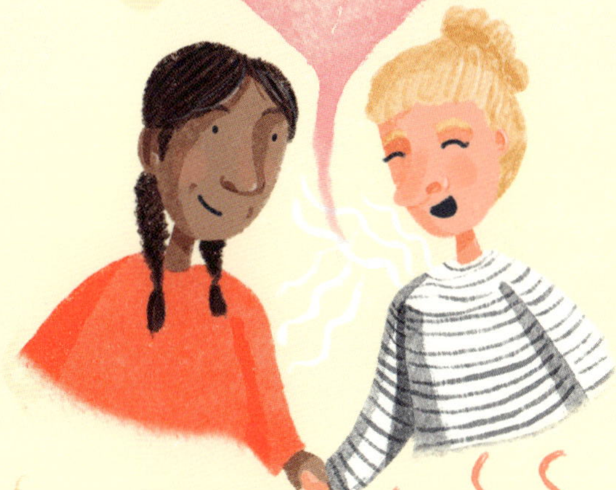

Unser Geruchssinn ist morgens am schlechtesten und wird im Laufe des Tages immer besser.

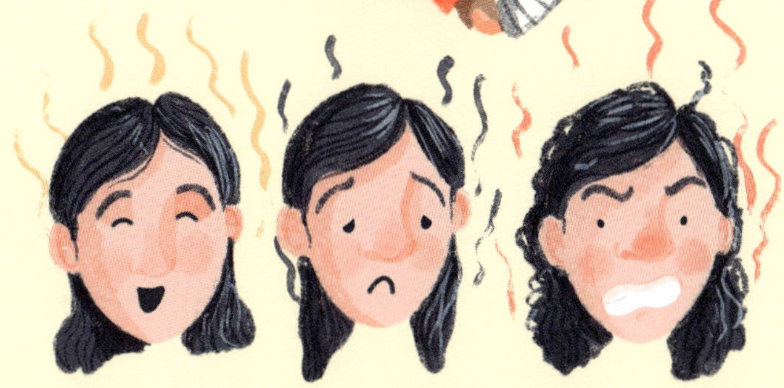

Wir können einen Geruch auch dazu nutzen, andere zu »lesen«. Am Geruch einer Person erkennen wir unbewusst, ob sie glücklich, traurig oder auch verängstigt ist.

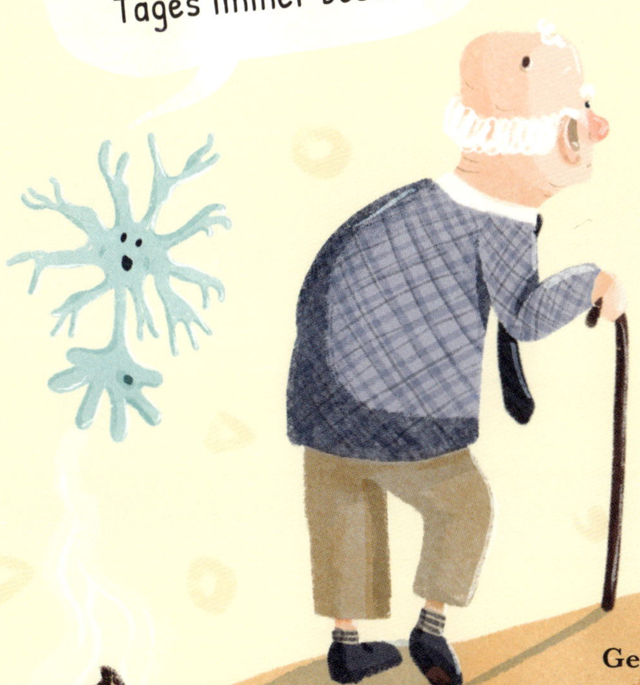

Wenn wir hungrig sind, verstärkt sich unser Geruchssinn.

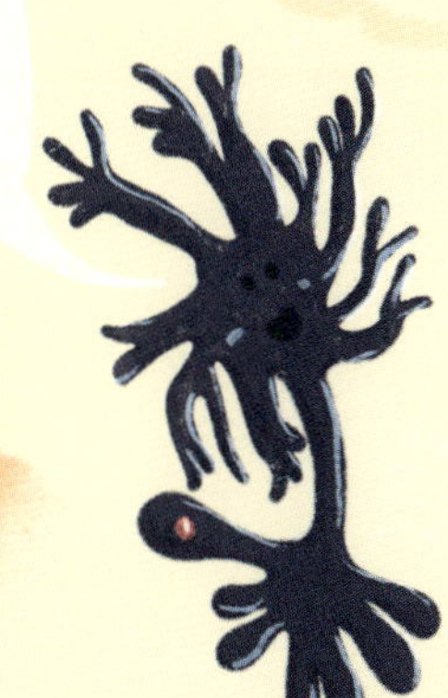

Untersuchungen zeigen, dass Gerüche auch stark mit unserer Hirnfunktion und unserer Gesundheit zusammenhängen. Bei einer Studie fand man heraus, dass für ältere Menschen mit einem schlechten Geruchssinn ein erhöhtes Risiko besteht, an Alzheimer und Parkinson zu erkranken.

Bei anderen Tieren

Lange Zeit wurde vermutet, dass Hunde einen feineren Geruchssinn haben als Menschen. Wenn man überlegt, dass das Riechepithel eines Hundes 20-mal größer ist als unseres, ergibt das ja auch Sinn. Wir besitzen ungefähr 12 Millionen Geruchsrezeptoren, Hunde über 200 Millionen! Allerdings zeigen aktuelle Untersuchungen, dass der Geruchssinn von uns Menschen aufgrund unseres komplexeren Gehirns genauso gut oder sogar noch besser sein könnte als der von Hunden.

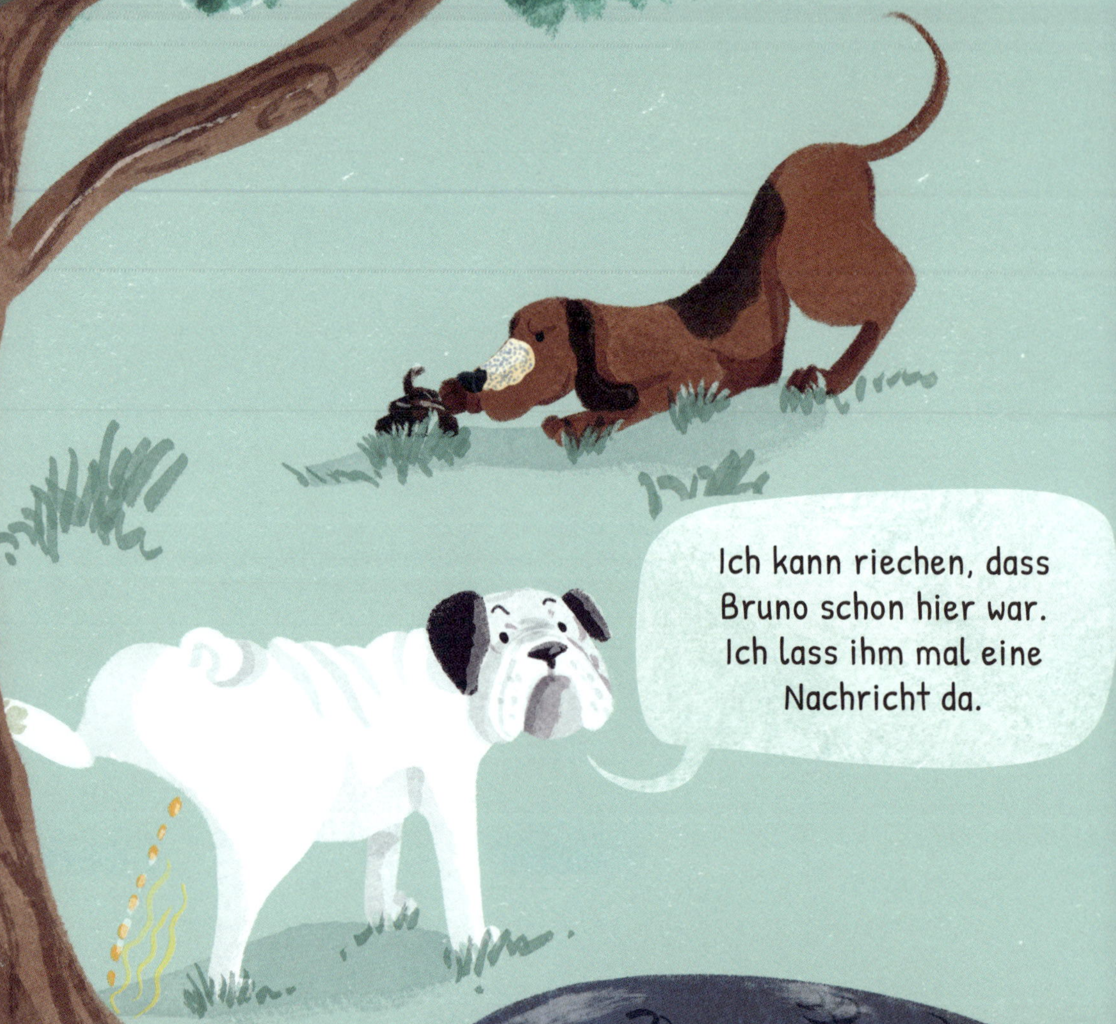
Ich kann riechen, dass
Bruno schon hier war.
Ich lass ihm mal eine
Nachricht da.

Manche Tiere haben ein Organ, das bestimmte Gerüche wahrnehmen kann: das *Jacobson-Organ*. Bei Säugetieren nimmt es vor allem Hormone wahr, die vom jeweils anderen Geschlecht ausgeschüttet werden, wenn es auf der Suche nach einem Partner ist.

Schlangen nutzen dieses Organ, um Nahrung zu finden. Sie zischeln mit ihrer gespaltenen Zunge in der Luft und fangen dabei Geruchsmoleküle ein, die sie an das Jacobson-Organ weiterleiten. Das verrät ihnen dann, ob sich in der Nähe ein Beutetier oder ein Feind aufhält.

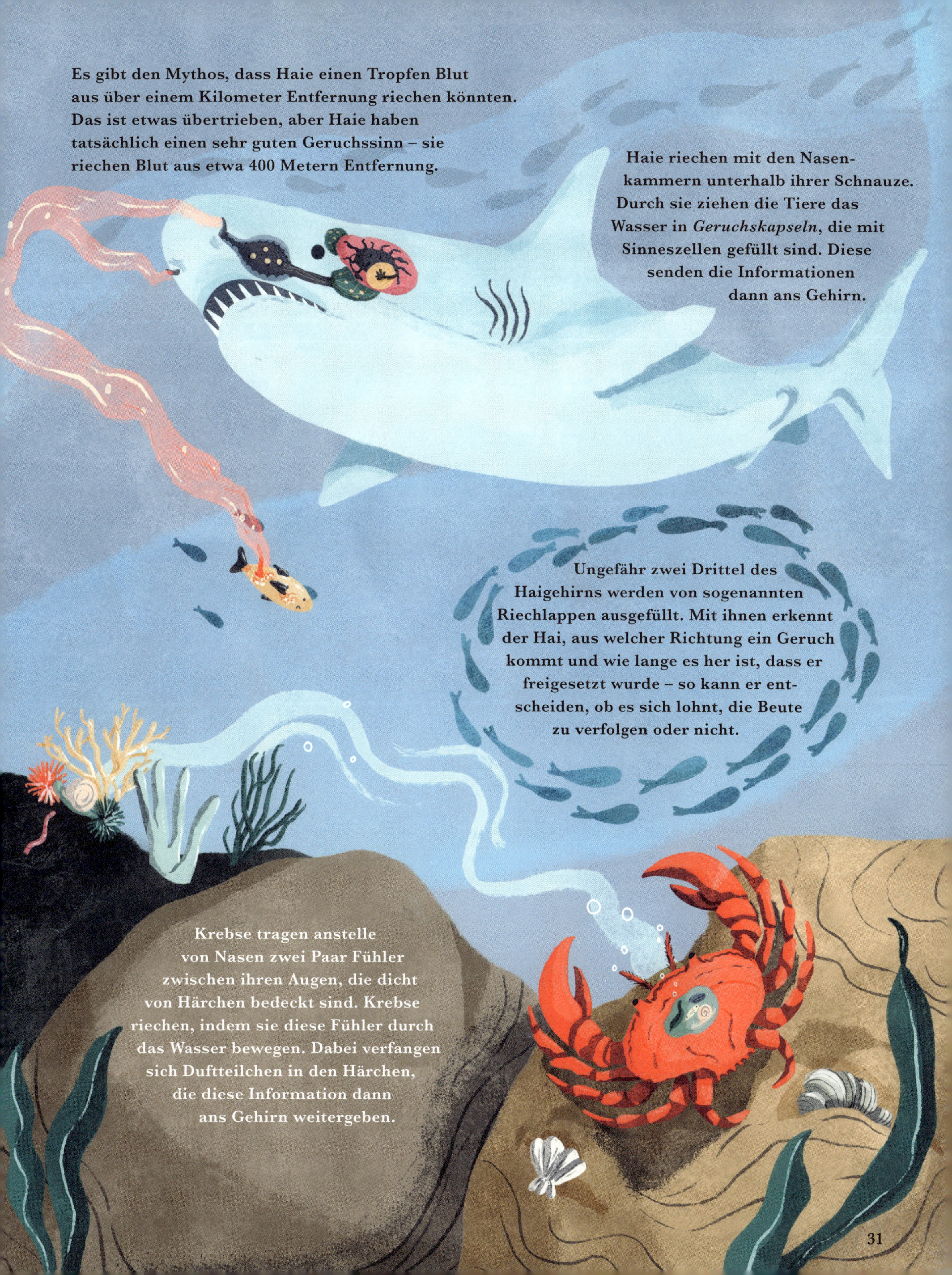

Es gibt den Mythos, dass Haie einen Tropfen Blut aus über einem Kilometer Entfernung riechen könnten. Das ist etwas übertrieben, aber Haie haben tatsächlich einen sehr guten Geruchssinn – sie riechen Blut aus etwa 400 Metern Entfernung.

Haie riechen mit den Nasenkammern unterhalb ihrer Schnauze. Durch sie ziehen die Tiere das Wasser in *Geruchskapseln*, die mit Sinneszellen gefüllt sind. Diese senden die Informationen dann ans Gehirn.

Ungefähr zwei Drittel des Haigehirns werden von sogenannten Riechlappen ausgefüllt. Mit ihnen erkennt der Hai, aus welcher Richtung ein Geruch kommt und wie lange es her ist, dass er freigesetzt wurde – so kann er entscheiden, ob es sich lohnt, die Beute zu verfolgen oder nicht.

Krebse tragen anstelle von Nasen zwei Paar Fühler zwischen ihren Augen, die dicht von Härchen bedeckt sind. Krebse riechen, indem sie diese Fühler durch das Wasser bewegen. Dabei verfangen sich Duftteilchen in den Härchen, die diese Information dann ans Gehirn weitergeben.

Schmecken

Der Geschmackssinn war für Menschen in der Frühzeit sehr wichtig, weil er ihnen geholfen hat herauszufinden, was sie essen können. Ein süßer Geschmack zeigt uns, dass das Essen viele Kalorien hat, die sich gut eignen, wenn man schnell neue Energie braucht. Saurer Geschmack bedeutet, dass die Nahrung viel Vitamin C enthält. Wenn sie salzig schmeckt, könnte das bedeuten, dass sie voller Mineralstoffe ist. Ein bitterer Geschmack kann ein Warnzeichen sein, dass die Nahrung giftig ist.

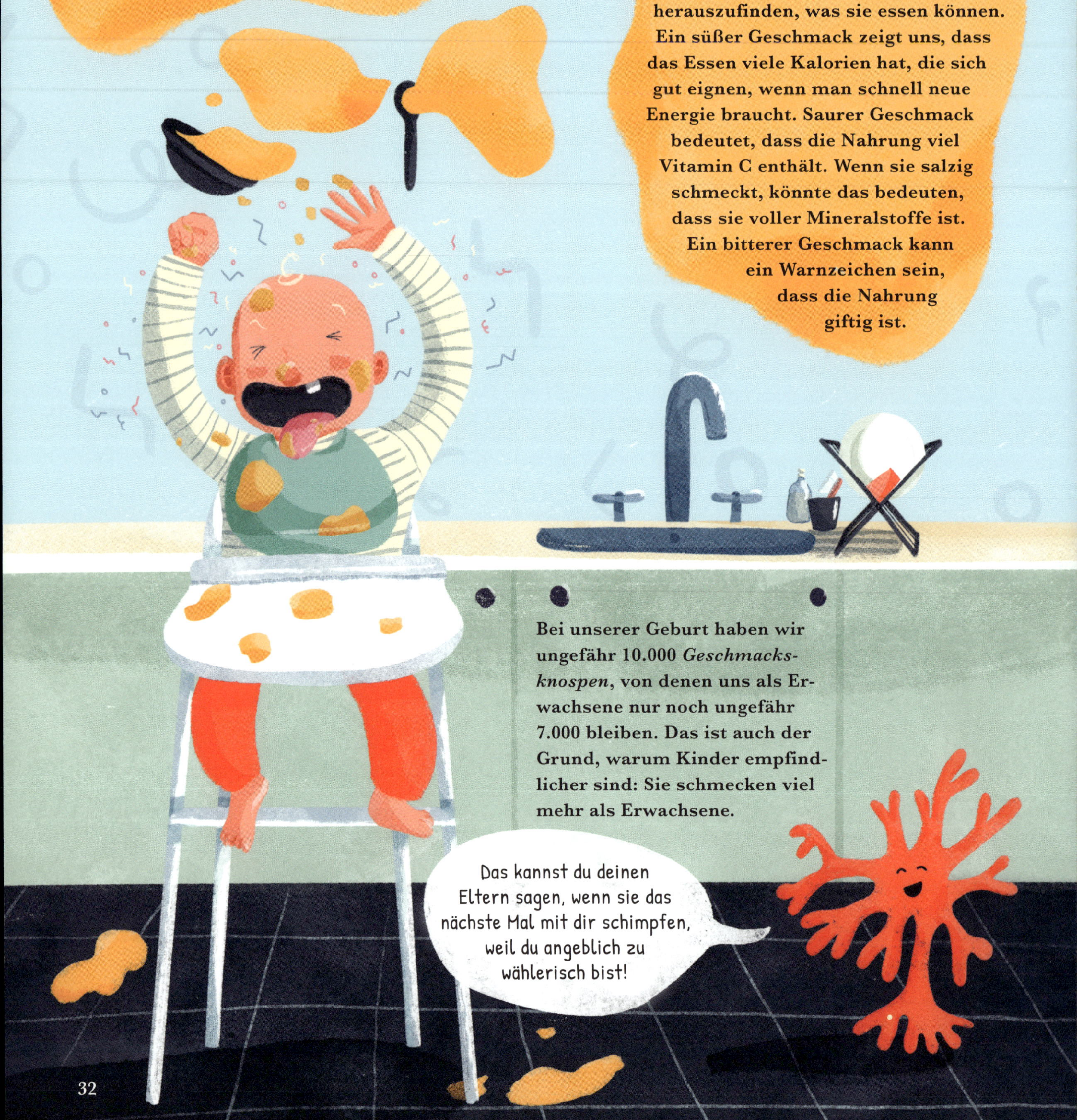

Bei unserer Geburt haben wir ungefähr 10.000 *Geschmacksknospen*, von denen uns als Erwachsene nur noch ungefähr 7.000 bleiben. Das ist auch der Grund, warum Kinder empfindlicher sind: Sie schmecken viel mehr als Erwachsene.

Das kannst du deinen Eltern sagen, wenn sie das nächste Mal mit dir schimpfen, weil du angeblich zu wählerisch bist!

Und wie funktioniert das?

Zuerst vermischt sich das zerkaute Essen mit dem Speichel zu einem Brei, der beim Schlucken über die Geschmacksknospen wandert.

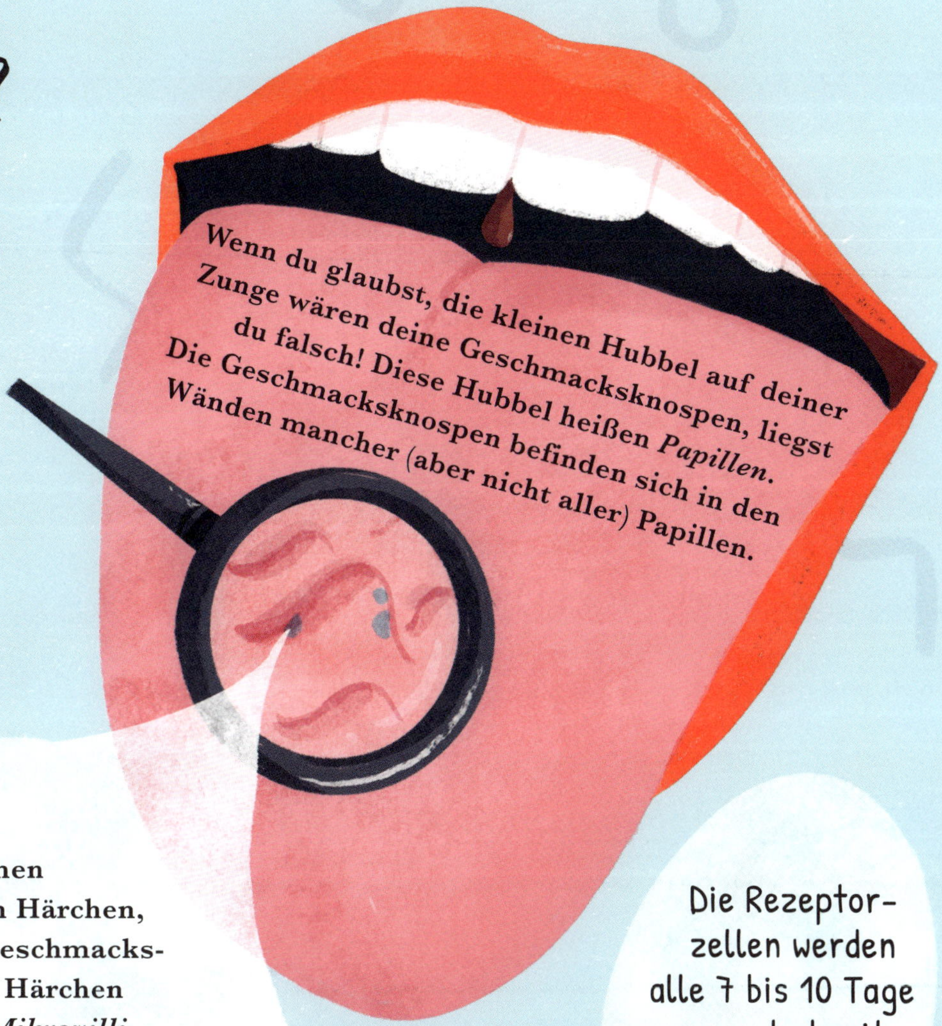

Wenn du glaubst, die kleinen Hubbel auf deiner Zunge wären deine Geschmacksknospen, liegst du falsch! Diese Hubbel heißen *Papillen*. Die Geschmacksknospen befinden sich in den Wänden mancher (aber nicht aller) Papillen.

Einige Nahrungsteilchen verfangen sich in den kleinen Härchen, die aus dem oberen Teil der Geschmacksknospe herausragen. Diese Härchen haben den lustigen Namen *Mikrovilli*.

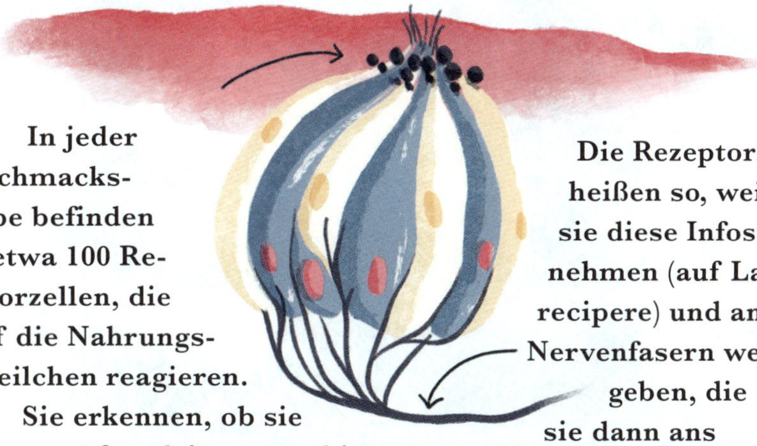

In jeder Geschmacksknospe befinden sich etwa 100 Rezeptorzellen, die auf die Nahrungsteilchen reagieren. Sie erkennen, ob sie süß, salzig, sauer, bitter oder *umami* (dazu später mehr) sind.

Die Rezeptorzellen heißen so, weil sie diese Infos aufnehmen (auf Latein: recipere) und an die Nervenfasern weitergeben, die sie dann ans Gehirn leiten.

Die Rezeptorzellen werden alle 7 bis 10 Tage erneuert, damit sie frisch bleiben.

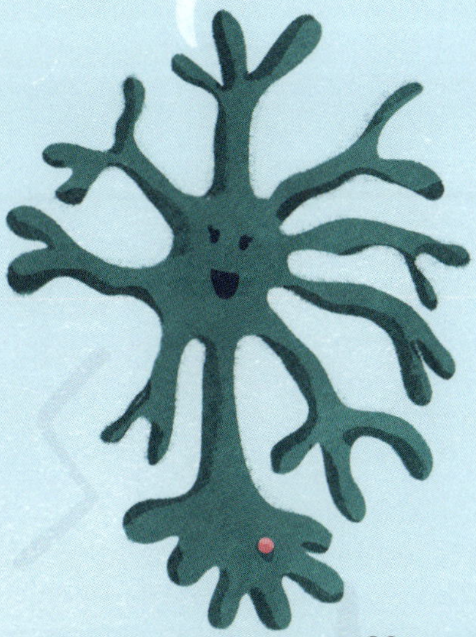

Geschmackvolle Märchen

Lange glaubte man, dass die Zunge in vier Bereiche unterteilt wäre – jeder für einen bestimmten Geschmack: süß, salzig, sauer und bitter. Eine »Landkarte« beschrieb, wo die verschiedenen Geschmacksknospen sich angeblich befinden.

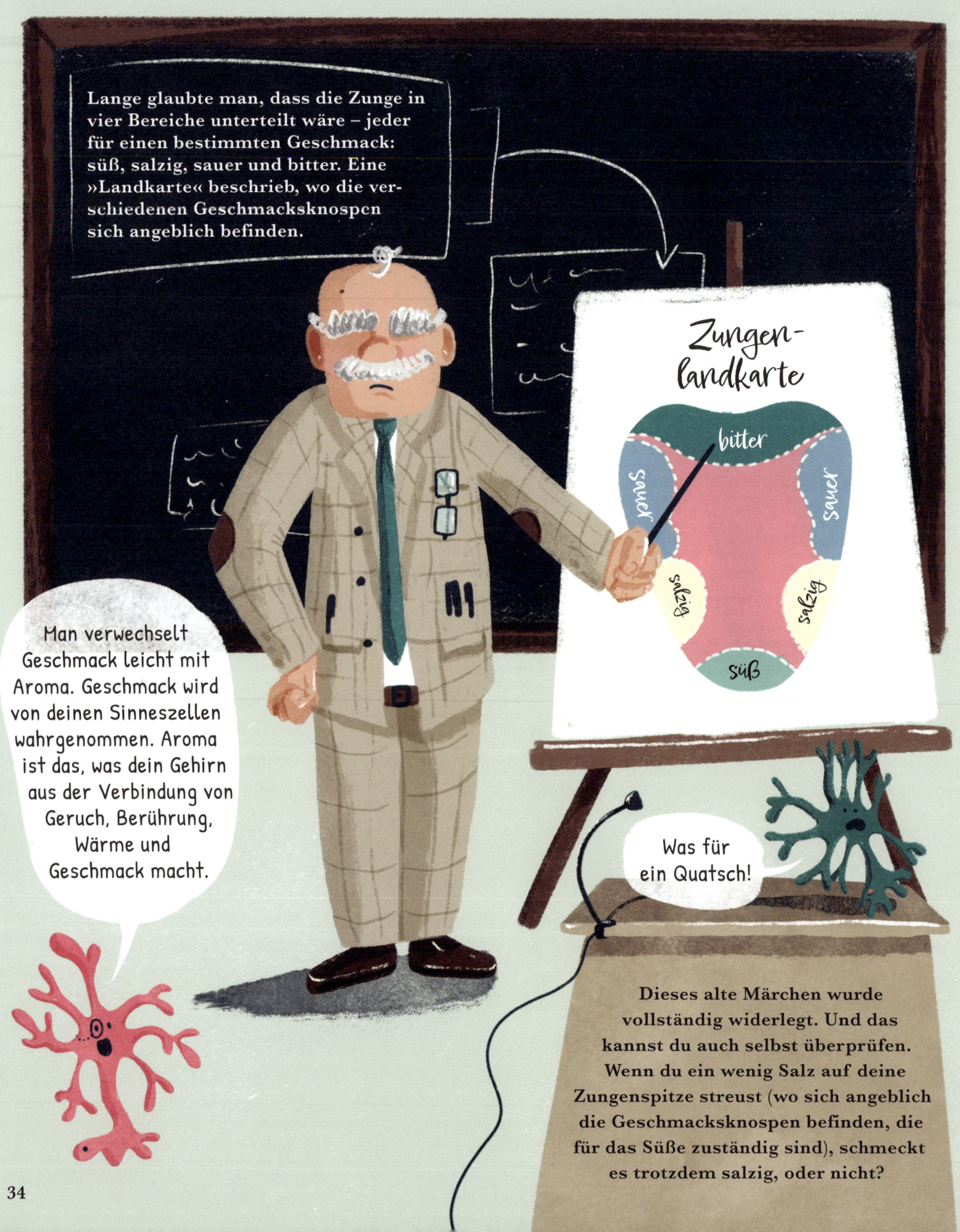

Dieses alte Märchen wurde vollständig widerlegt. Und das kannst du auch selbst überprüfen. Wenn du ein wenig Salz auf deine Zungenspitze streust (wo sich angeblich die Geschmacksknospen befinden, die für das Süße zuständig sind), schmeckt es trotzdem salzig, oder nicht?

Geschmackserzeuger

Auch unsere Vorstellung von Geschmack wurde angezweifelt. Heute ist allgemein anerkannt, dass wir fünf Geschmäcker wahrnehmen können: süß, salzig, sauer, bitter und umami. Umami ist sehr schwer zu erklären. Häufig wird es als »fleischig« oder »herzhaft« beschrieben. Lebensmittel, die stark umami schmecken, sind unter anderem: Schalentiere, Fisch, Tomaten, Pilze, Brühe, verschiedene Käsesorten und Sojasoße.

Menschen reagieren unterschiedlich auf verschiedene Lebensmittel. Manche besitzen mehr Geschmacksknospen als andere, wodurch sie empfindlicher gegenüber starken Geschmäckern sind. Scharfe oder bittere Lebensmittel sind für *Schmecker* viel unangenehmer als für *Nicht-Schmecker*.

Superschmecker reagieren sogar noch empfindlicher. Ihnen können sogar schon so alltägliche Dinge wie Kaffee, Eis oder Spinat zu viel sein.

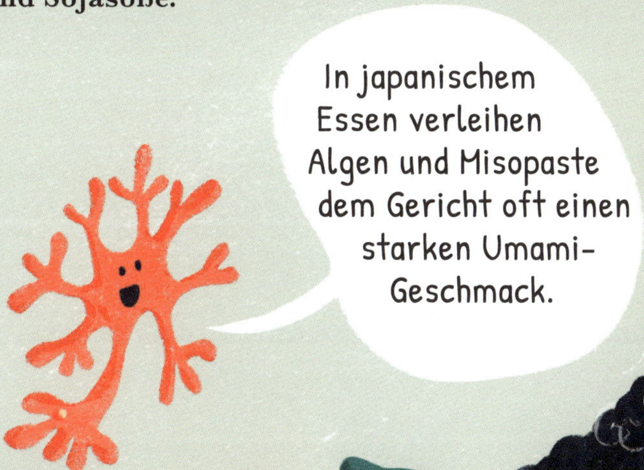
In japanischem Essen verleihen Algen und Misopaste dem Gericht oft einen starken Umami-Geschmack.

Wissenschaftler:innen haben herausgefunden, dass Superschmecker oft dünner sind als Nicht-Schmecker. Sie untersuchen zurzeit, ob es einen Zusammenhang zwischen Geschmacksknospen und Übergewicht geben könnte.

Ernährungswissenschaftler:innen haben künstlich Geschmackszellen verändert, sie blockiert oder aktiviert. Auf diese Weise wollten sie herausfinden, ob man in einem Gericht auf Süßstoffe oder Salz verzichten kann, ohne dass sich das Aroma verändert.

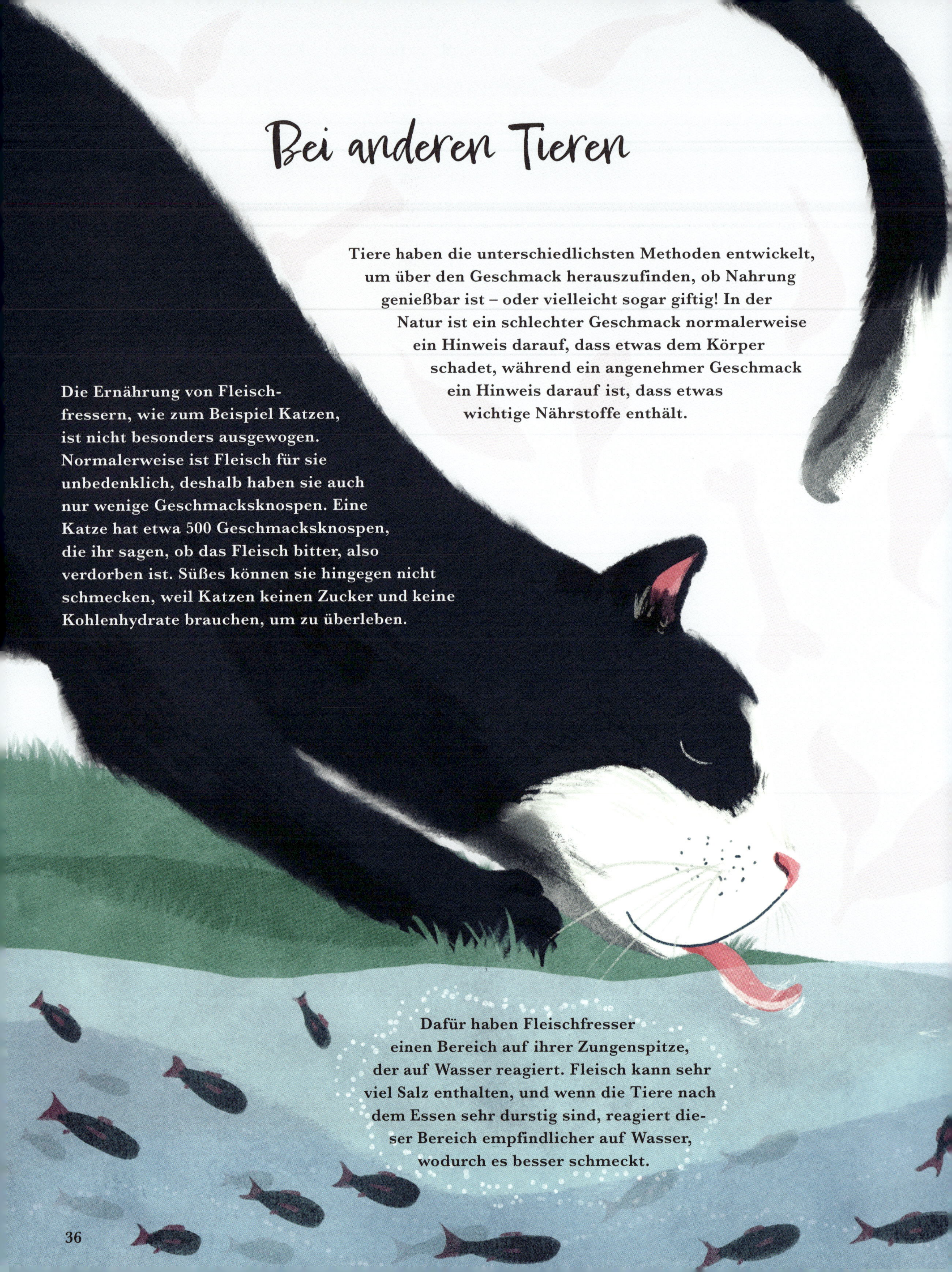

Bei anderen Tieren

Tiere haben die unterschiedlichsten Methoden entwickelt, um über den Geschmack herauszufinden, ob Nahrung genießbar ist – oder vielleicht sogar giftig! In der Natur ist ein schlechter Geschmack normalerweise ein Hinweis darauf, dass etwas dem Körper schadet, während ein angenehmer Geschmack ein Hinweis darauf ist, dass etwas wichtige Nährstoffe enthält.

Die Ernährung von Fleischfressern, wie zum Beispiel Katzen, ist nicht besonders ausgewogen. Normalerweise ist Fleisch für sie unbedenklich, deshalb haben sie auch nur wenige Geschmacksknospen. Eine Katze hat etwa 500 Geschmacksknospen, die ihr sagen, ob das Fleisch bitter, also verdorben ist. Süßes können sie hingegen nicht schmecken, weil Katzen keinen Zucker und keine Kohlenhydrate brauchen, um zu überleben.

Dafür haben Fleischfresser einen Bereich auf ihrer Zungenspitze, der auf Wasser reagiert. Fleisch kann sehr viel Salz enthalten, und wenn die Tiere nach dem Essen sehr durstig sind, reagiert dieser Bereich empfindlicher auf Wasser, wodurch es besser schmeckt.

Pflanzenfresser, wie Kühe und Rehe, haben einen besseren Geschmackssinn als wir Menschen. Kühe besitzen etwa 25.000 Geschmacksknospen (wir bloß 7.000). Aufgrund ihrer abwechslungsreichen Ernährung durch Pflanzen und Blätter müssen sie in der Lage sein, sehr schnell zu erkennen, ob etwas unbedenklich oder doch giftig ist.

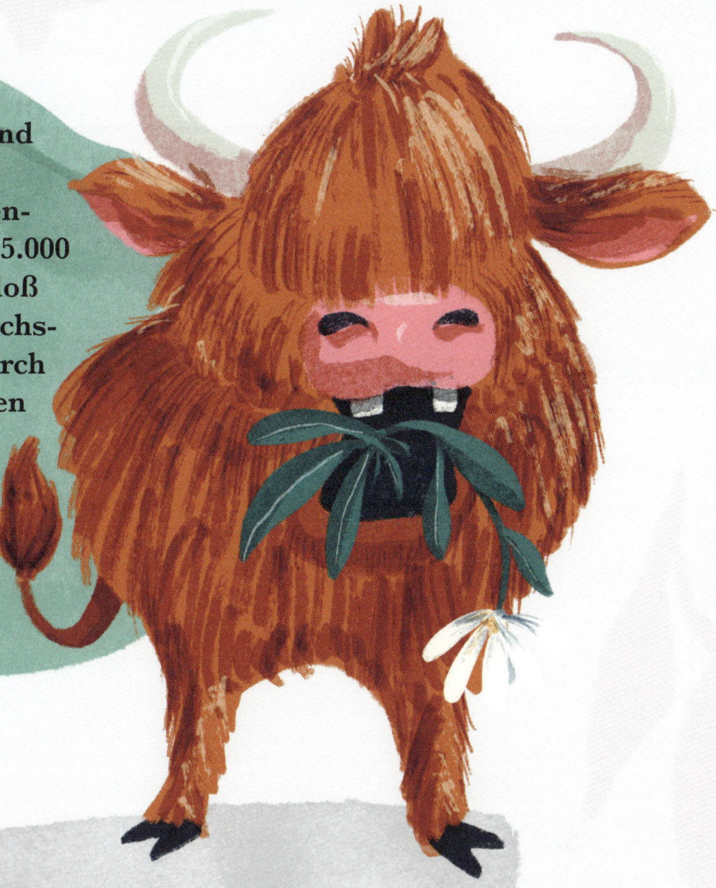

Vögel haben überraschend wenige Geschmacksknospen … Hühner zum Beispiel nur 30!

Vögel kauen ihr Essen nicht, weswegen sie sich beim Erkennen von Gefahren mehr auf ihr Sehvermögen verlassen als auf den Geschmack. Eine giftige Raupe schreckt die Vögel in der Regel schon mit ihrer grellen Farbe ab.

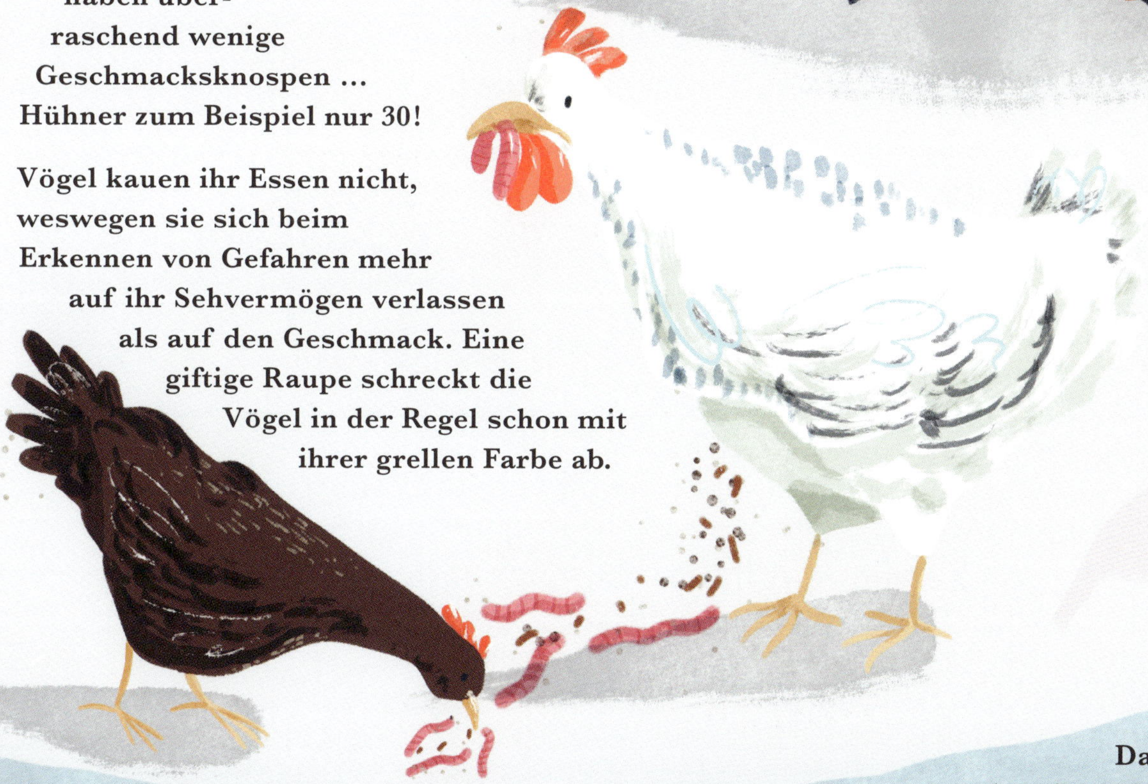

Das Tier, das nach heutigen Erkenntnissen am empfindlichsten auf Geschmäcker reagiert, ist der Korallenwels. Sein gesamter Körper ist im Grunde eine einzige riesige Zunge! Er ist von Kopf bis Schwanz mit etwa 175.000 Geschmacksknospen bedeckt.

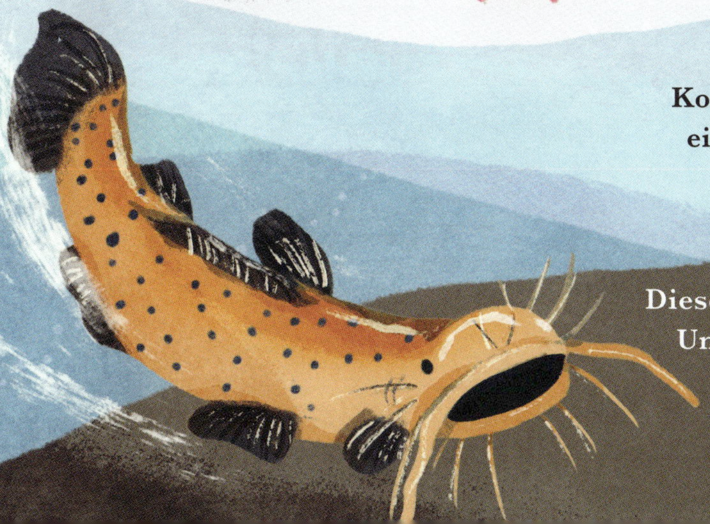

Dieser Fisch lebt in einer dunklen, schlammigen Umgebung. Sein Körper muss also in der Lage sein, auch mitten im düsteren Schmodder saftige Leckerbissen zu finden.

Tasten

Dein Tastsinn beruht auf einem sehr feinen Netzwerk aus Rezeptoren in deiner Haut – dem größten Sinnesorgan des Körpers!

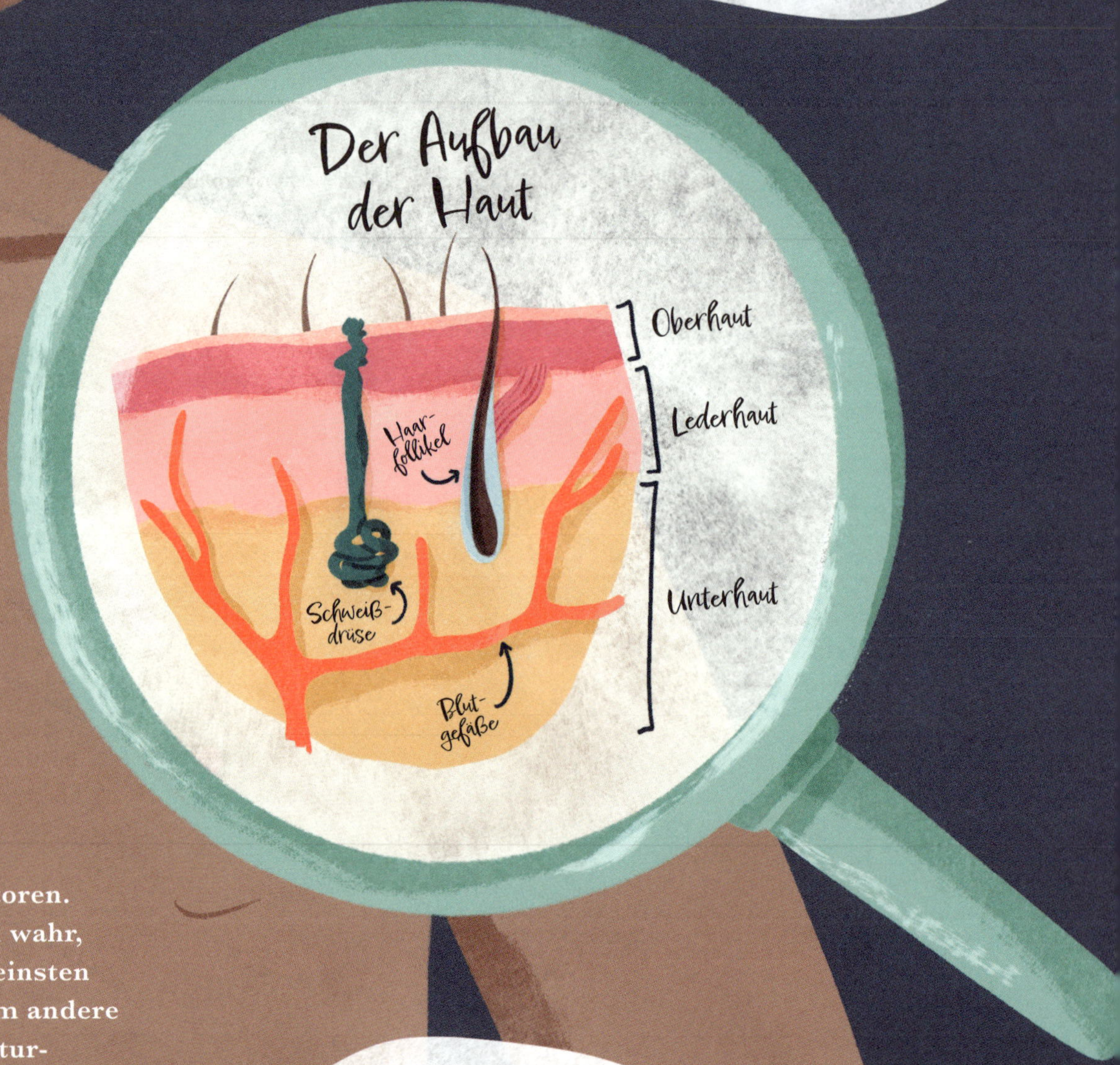

Unter der Haut befinden sich verschiedene Arten von Sinnesrezeptoren. Manche nehmen Druck wahr, andere sogar die allerfeinsten Berührungen, wiederum andere reagieren auf Temperaturveränderungen oder Schmerz.

Wow, das sind ja fast zwei Tischtennisplatten!

Die Haut eines durchschnittlich großen Erwachsenen hat eine Fläche von etwa zwei Quadratmetern und macht ungefähr 15 % des gesamten Körpergewichts aus.

Nicht alle Körperteile reagieren gleich empfindlich auf Berührungen. Unsere Fingerspitzen, Lippen und Zehen sind mit allen möglichen Sinnesrezeptoren vollgepackt. Einige Bereiche unseres Körpers, wie zum Beispiel unsere Waden, reagieren vor allem auf Druck, aber nur schlecht auf sanfte Berührungen. Andere Bereiche, wie unser Rücken, besitzen insgesamt nur sehr wenige Sinnesrezeptoren.

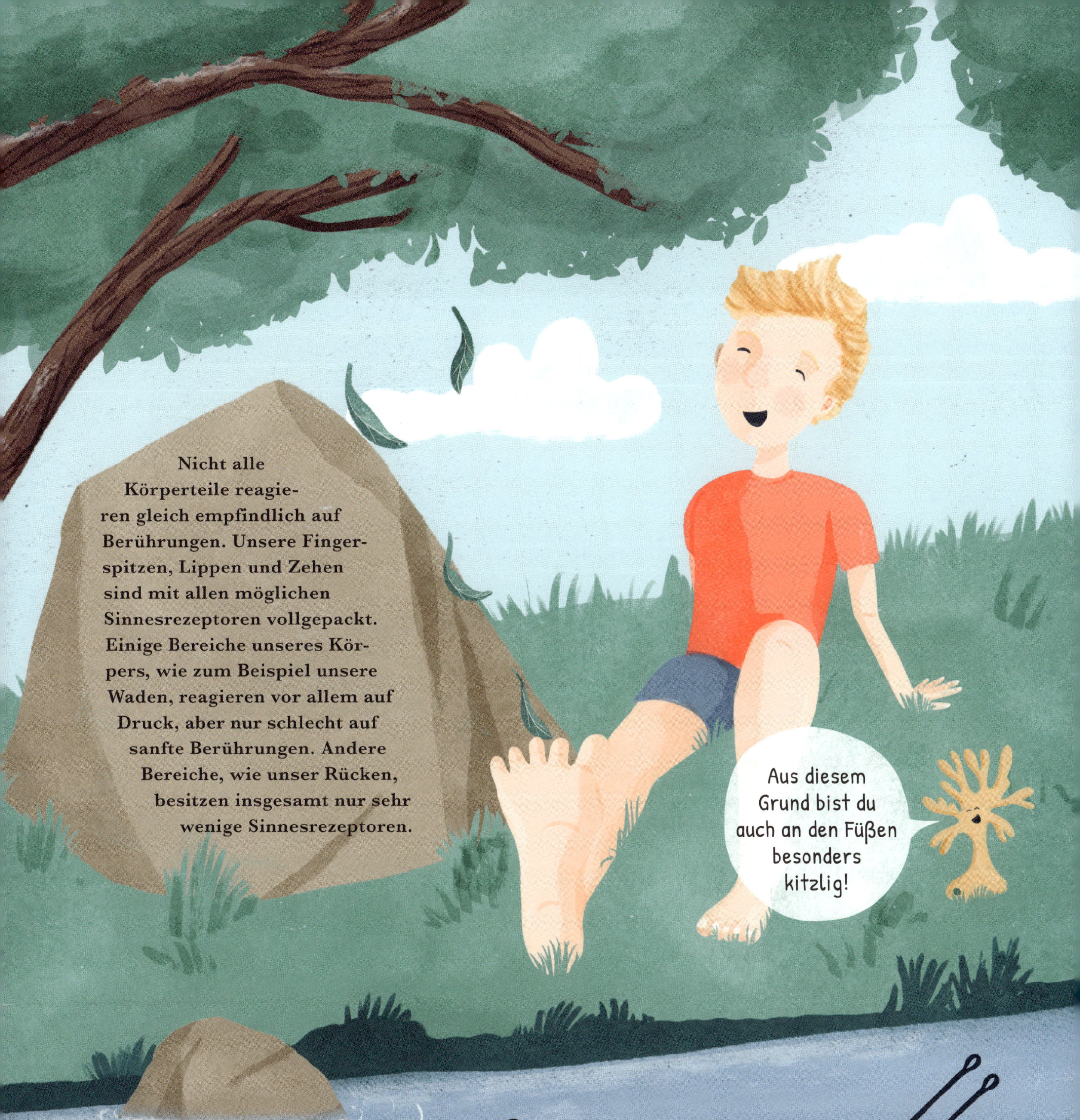
Aus diesem Grund bist du auch an den Füßen besonders kitzlig!

Experiment

Du kannst selbst herausfinden, wie hoch die Dichte deiner Tastrezeptoren ist. Nimm dir dazu zwei Nadeln und stich dir mit beiden gleichzeitig in einem Abstand von etwa einem Millimeter ganz sanft in die Fingerspitze. Du spürst die beiden unterschiedlichen Punkte. Jetzt mach das Gleiche an deinem Oberarm … hier fühlt es sich an, als wäre es bloß ein einziger Nadelstich. Beweg die Nadeln langsam immer weiter voneinander weg. Du wirst feststellen, dass du ab einem Abstand von etwa einem Zentimeter auch am Arm beide Stiche spüren kannst.

Verschiedene Rezeptoren

Es gibt zwei Kategorien von Tastrezeptoren. *Schnell adaptierende Rezeptoren* nehmen leichte Berührungen und Vibrationen wahr. Sie befinden sich direkt an der Hautoberfläche. *Langsam adaptierende Rezeptoren* reagieren dafür besser auf anhaltenden Druck. Sie befinden sich tiefer in der Haut.

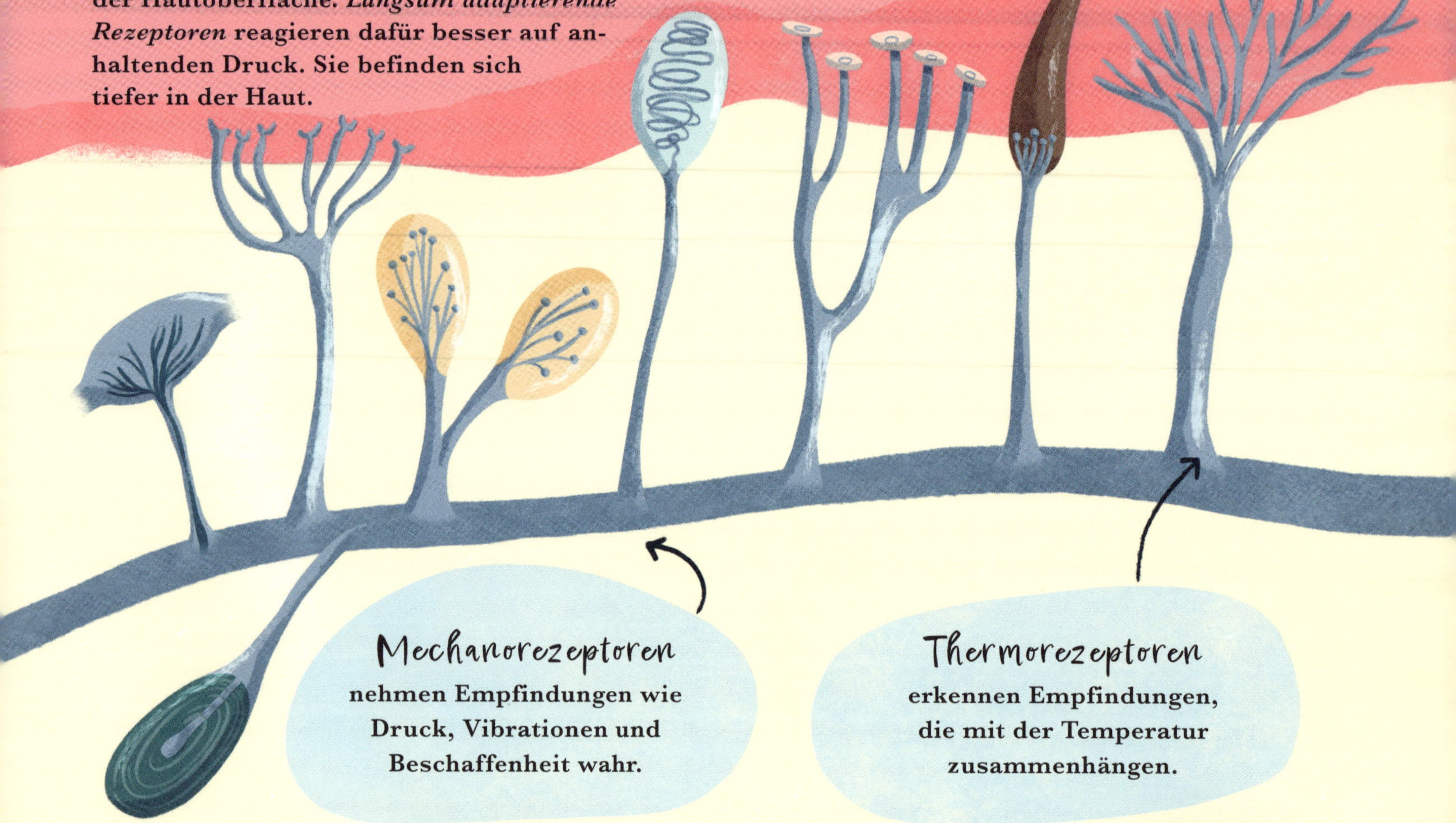

Mechanorezeptoren

nehmen Empfindungen wie Druck, Vibrationen und Beschaffenheit wahr.

Thermorezeptoren

erkennen Empfindungen, die mit der Temperatur zusammenhängen.

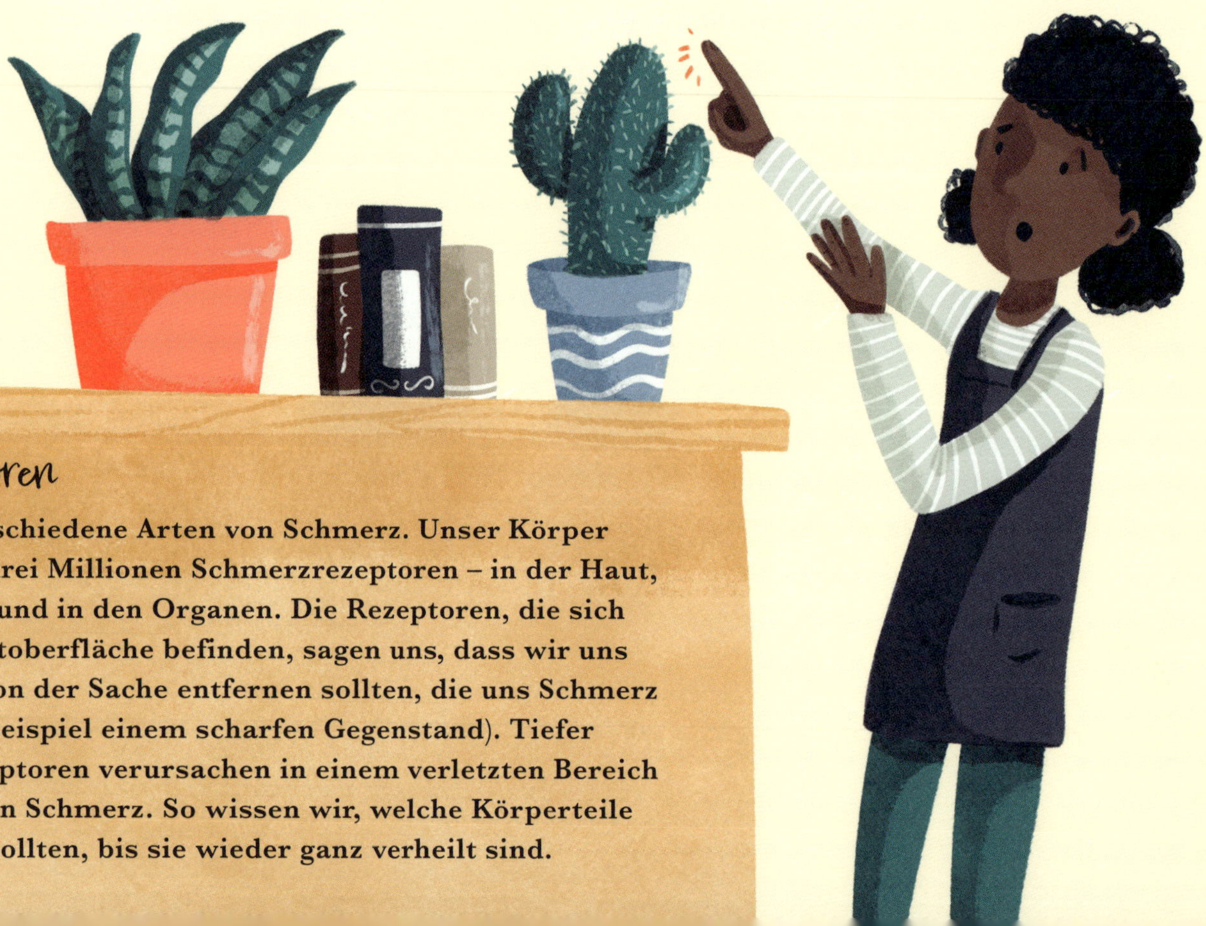

Nozirezeptoren

erkennen verschiedene Arten von Schmerz. Unser Körper besitzt über drei Millionen Schmerzrezeptoren – in der Haut, den Muskeln und in den Organen. Die Rezeptoren, die sich nahe der Hautoberfläche befinden, sagen uns, dass wir uns schleunigst von der Sache entfernen sollten, die uns Schmerz zufügt (zum Beispiel einem scharfen Gegenstand). Tiefer liegende Rezeptoren verursachen in einem verletzten Bereich einen dumpfen Schmerz. So wissen wir, welche Körperteile wir schonen sollten, bis sie wieder ganz verheilt sind.

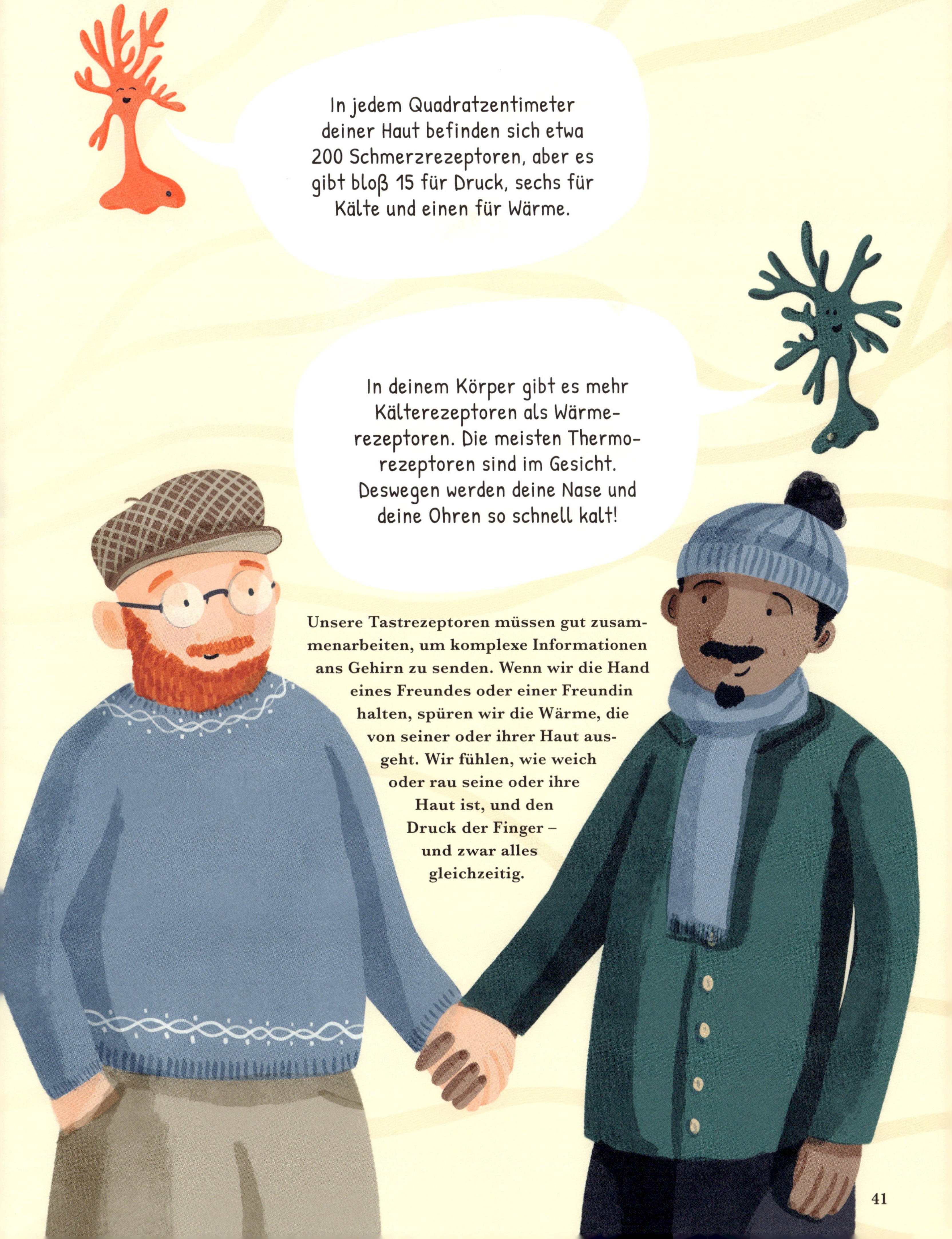
In jedem Quadratzentimeter deiner Haut befinden sich etwa 200 Schmerzrezeptoren, aber es gibt bloß 15 für Druck, sechs für Kälte und einen für Wärme.
In deinem Körper gibt es mehr Kälterezeptoren als Wärmerezeptoren. Die meisten Thermorezeptoren sind im Gesicht. Deswegen werden deine Nase und deine Ohren so schnell kalt!

Unsere Tastrezeptoren müssen gut zusammenarbeiten, um komplexe Informationen ans Gehirn zu senden. Wenn wir die Hand eines Freundes oder einer Freundin halten, spüren wir die Wärme, die von seiner oder ihrer Haut ausgeht. Wir fühlen, wie weich oder rau seine oder ihre Haut ist, und den Druck der Finger – und zwar alles gleichzeitig.

Zum Gehirn

Das zentrale Nervensystem besteht aus zwei Teilen: dem Gehirn und dem Rückenmark, das innerhalb der Wirbelsäule liegt.

Von dort aus zieht sich ein weiteres, feines Netz aus Nerven in den gesamten restlichen Körper. Manche davon verarbeiten Sinneseindrücke, andere alles, was mit Bewegung zu tun hat. Zusammen bilden sie das *äußere Nervensystem*.

Die Sinneszellen geben Informationen innerhalb des äußeren Nervensystems an das Hinterhorn ab, den Teil des Rückenmarks, der Signale ans Gehirn weiterleitet.

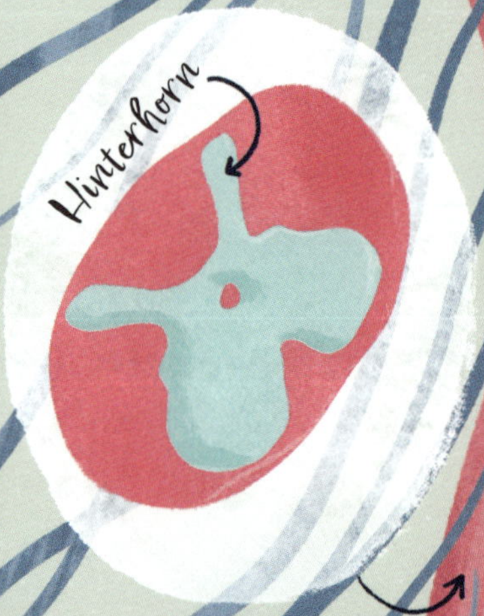

Manchmal trifft das Hinterhorn aber auch ganz allein Entscheidungen. Diese Entscheidungen nennen wir Reflexe. Wenn man die Hand in eine Flamme hält, wird sie sich automatisch zurückziehen. Der »Befehl« dazu kommt vom Rückenmark als Reaktion auf die Warnung, die von den Schmerzrezeptoren verschickt wurde.

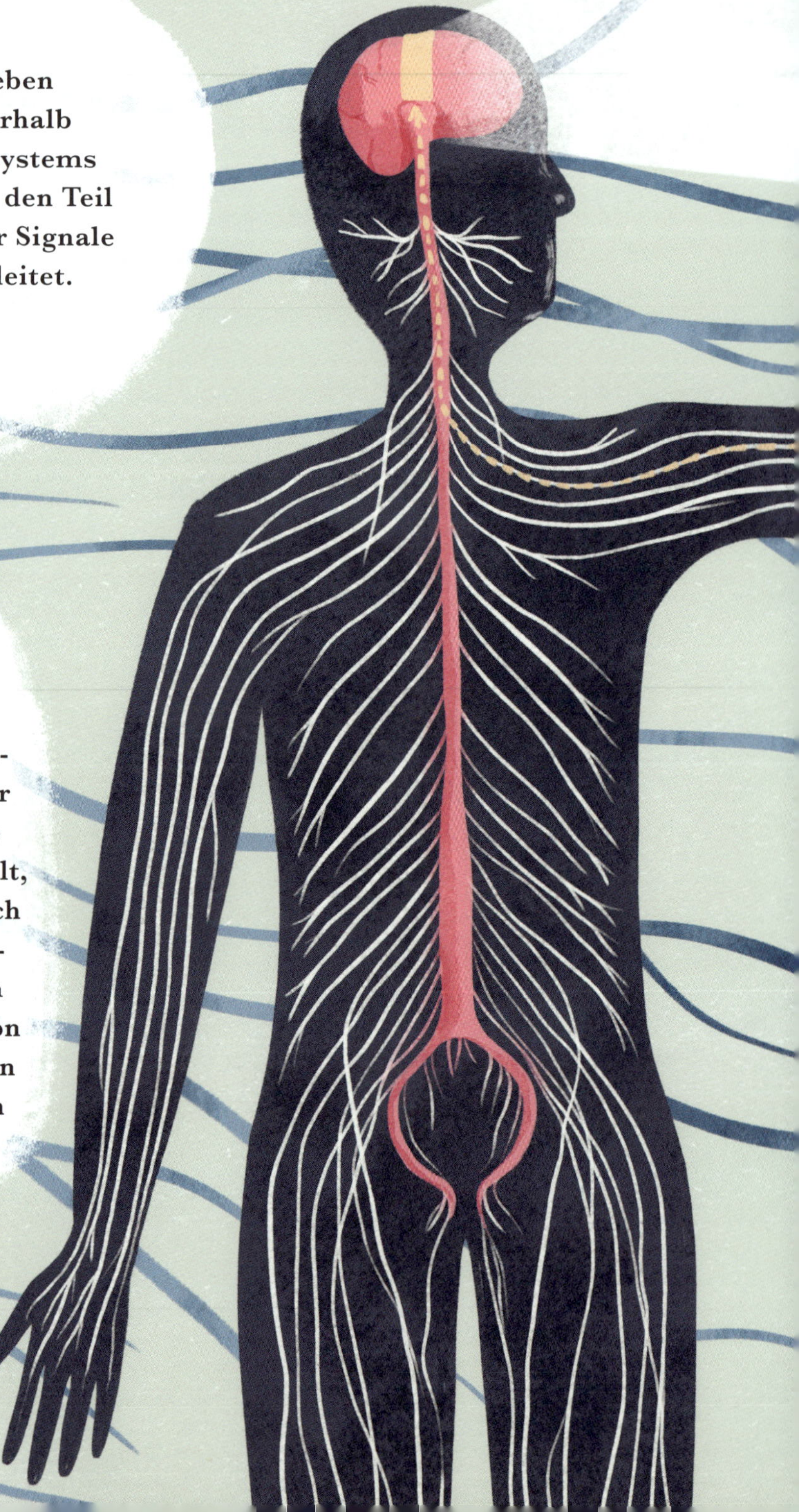

Im Gehirn ist der Bereich für körperliche Empfindungen zuständig, den man den *somatosensorischen Cortex* nennt. Er zieht sich über das Gehirn wie Kopfhörer von Ohr zu Ohr. Er funktioniert wie eine clevere Landkarte, weil er erkennen kann, aus welchem Bereich des Körpers eine Botschaft stammt. Dabei interessiert die Landkarte aber nicht die Größe des jeweiligen Körperteils, sondern die Anzahl der darin enthaltenen Sinneszellen.

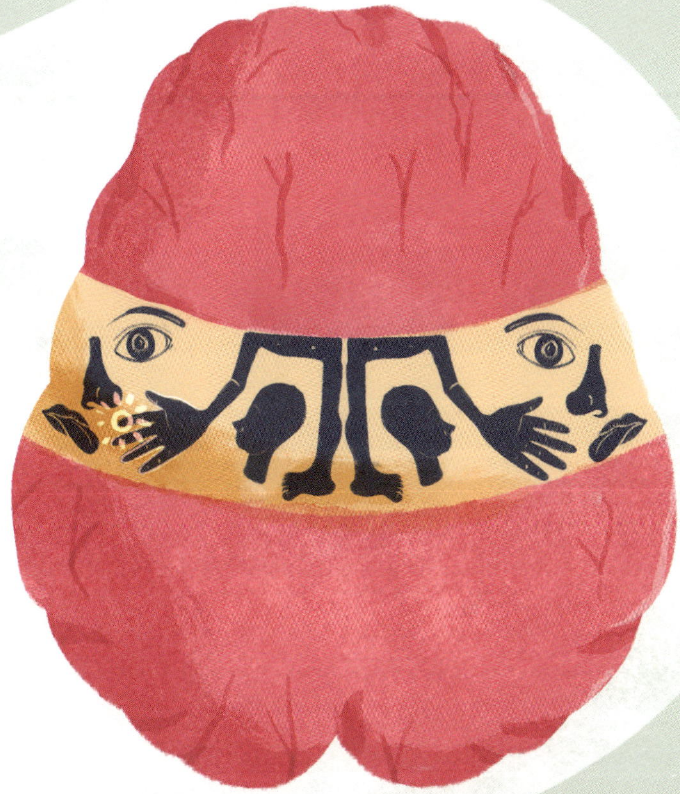

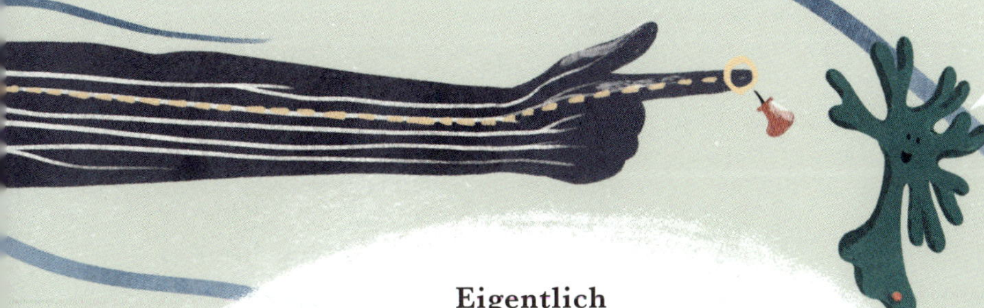

Die Hände nehmen also eine sehr große Fläche ein, der Rücken nur eine kleine.

Eigentlich berührt uns immer irgendetwas – sei es unsere Kleidung oder der Boden unter unseren Füßen. Das Gehirn filtert die weniger wichtigen Botschaften heraus, damit wir nicht ständig bewusst die Socken um unsere Knöchel oder unseren Hintern auf dem Stuhl spüren.

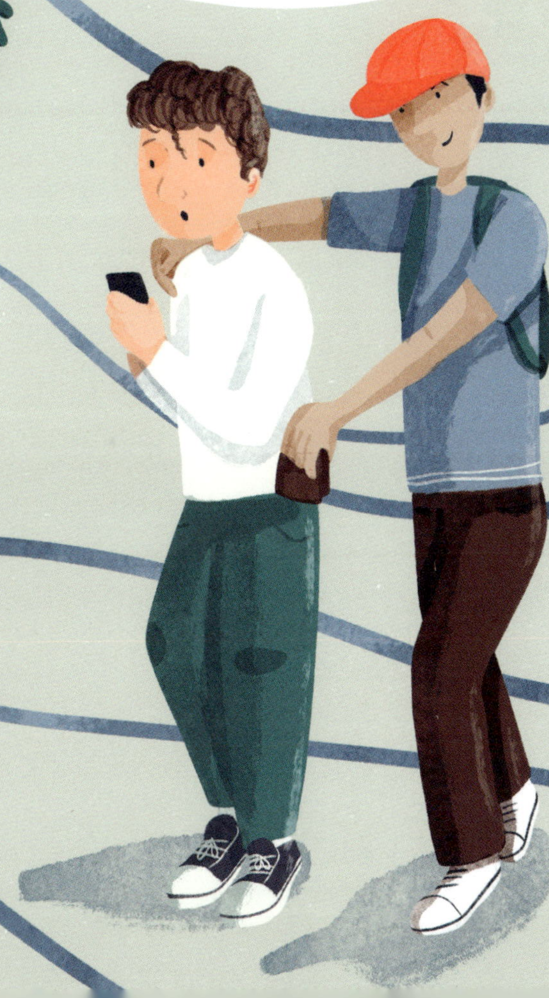

Taschendiebe sind Meister des Tastsinns. Sie rempeln dich an einer Seite an und lenken so dein Gehirn davon ab, dass sie dir auf der anderen Seite deine Geldbörse aus der Tasche ziehen.

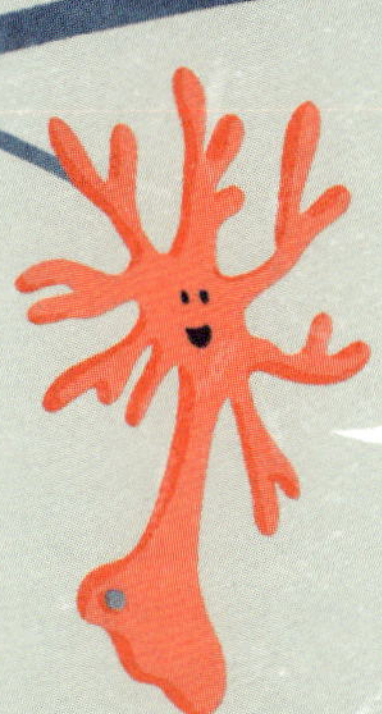

Schmerz wohnt im Gehirn

Wenn sich zwei Freund:innen zur selben Zeit den Fuß an einem Stein stoßen, kann es sein, dass beide den Schmerz unterschiedlich empfinden. Der hängt nämlich von vielen Faktoren ab: von unserer Stimmung, unseren bisherigen Erfahrungen und unserem Stresslevel. Wenn man sich den Zeh stößt, direkt nachdem man eine schlechte Note erhalten hat, reagiert man wahrscheinlich empfindlicher. Wenn man jedoch eine gute Note bekommen hat, tut einem der Zeh vermutlich nicht so doll weh.

Zusätzlich hat jeder Mensch ein anderes Schmerzempfinden. Jemand mit hoher Schmerztoleranz kann einfach mehr aushalten als andere.

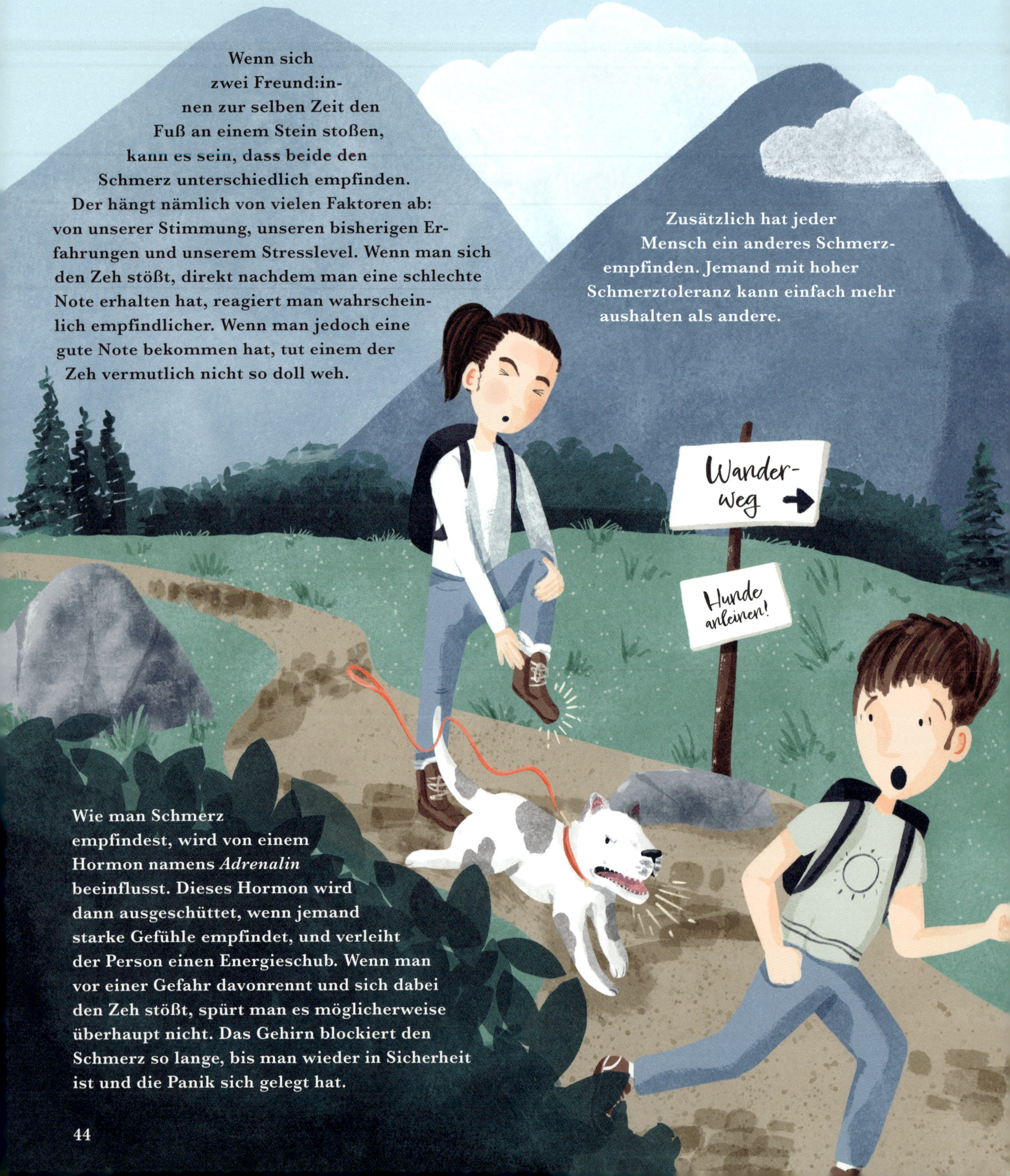

Wie man Schmerz empfindest, wird von einem Hormon namens *Adrenalin* beeinflusst. Dieses Hormon wird dann ausgeschüttet, wenn jemand starke Gefühle empfindet, und verleiht der Person einen Energieschub. Wenn man vor einer Gefahr davonrennt und sich dabei den Zeh stößt, spürt man es möglicherweise überhaupt nicht. Das Gehirn blockiert den Schmerz so lange, bis man wieder in Sicherheit ist und die Panik sich gelegt hat.

Kuscheln ist wichtig!

Der Tastsinn ist der allererste Sinn: Er bildet sich schon aus, wenn wir noch im Bauch unserer Mutter sind. Er ist außerdem unglaublich wichtig für die weitere Entwicklung vom Gehirn des Babys. Es wurde wissenschaftlich nachgewiesen, dass Berührungen und Kuscheln wichtig für die geistige und körperliche Gesundheit sind, das Immunsystem stärken und Ängste und Stress abbauen. Menschen, die in den ersten Lebensmonaten nur selten berührt wurden, leiden in ihrem späteren Leben viel häufiger unter gesundheitlichen Problemen.

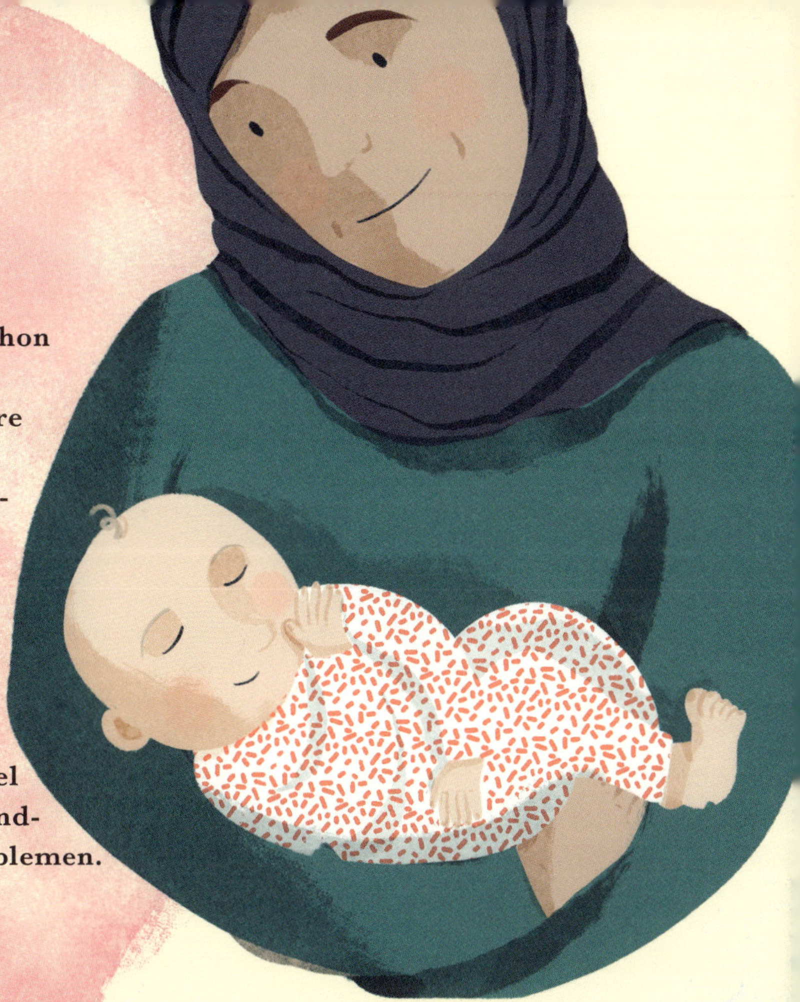

Menschenaffen lausen sich gegenseitig, um die Beziehungen innerhalb ihrer Gruppe aufzubauen, und auch der Mensch baut durch Berührungen Vertrauen und Mitgefühl zu anderen auf. Im Laufe der Geschichte haben wir anderen die Hand geschüttelt, sie geküsst oder in den Arm genommen, um unseren Respekt, unsere Freundschaft oder friedliche Absichten auszudrücken.

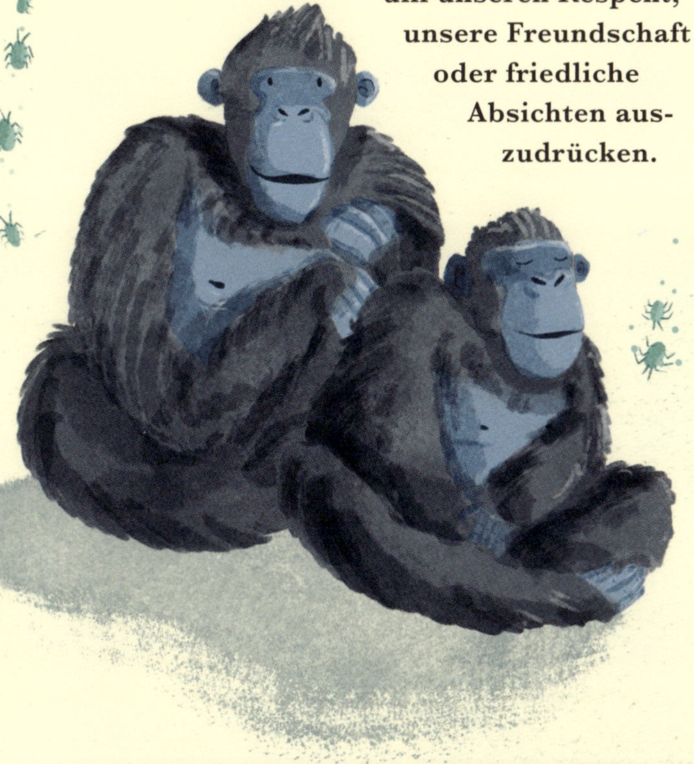

Wenn wir uns gegenseitig (auf einvernehmliche und respektvolle Weise) berühren oder miteinander kuscheln, schütten wir Hormone namens Dopamin, Serotonin und Oxytocin aus …

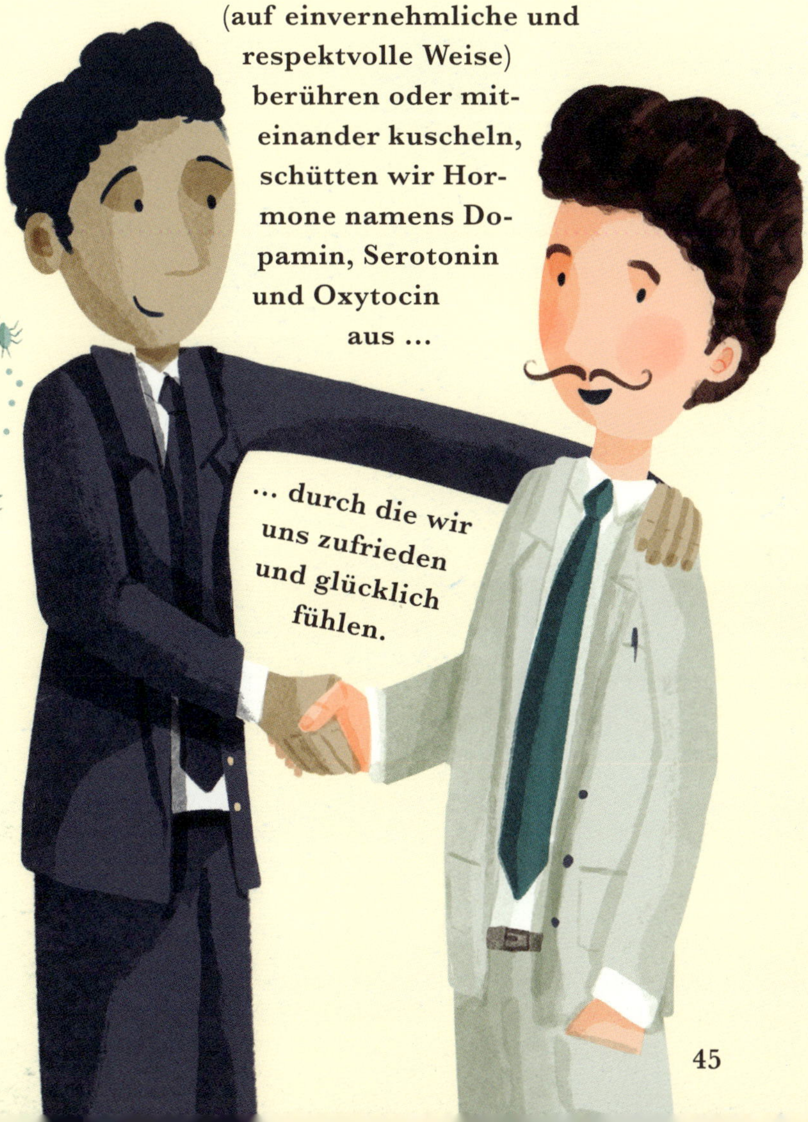

… durch die wir uns zufrieden und glücklich fühlen.

Bei anderen Tieren

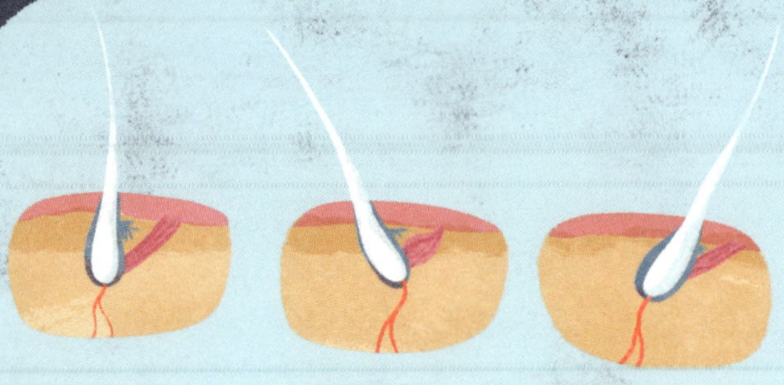

Die meisten Säugetiere haben *Vibrissen*. Wir nennen sie umgangssprachlich Schnurrhaare. Sie sind extrem wichtig für den Tastsinn, weil sich in der Haut unter ihnen jede Menge Sinneszellen befinden. Wenn ein Schnurrhaar einen Gegenstand streift, setzt das das Blut und die Sinneszellen in Bewegung. Auf diese Weise erfährt das Tier etwas über die Größe und Beschaffenheit des Gegenstands.

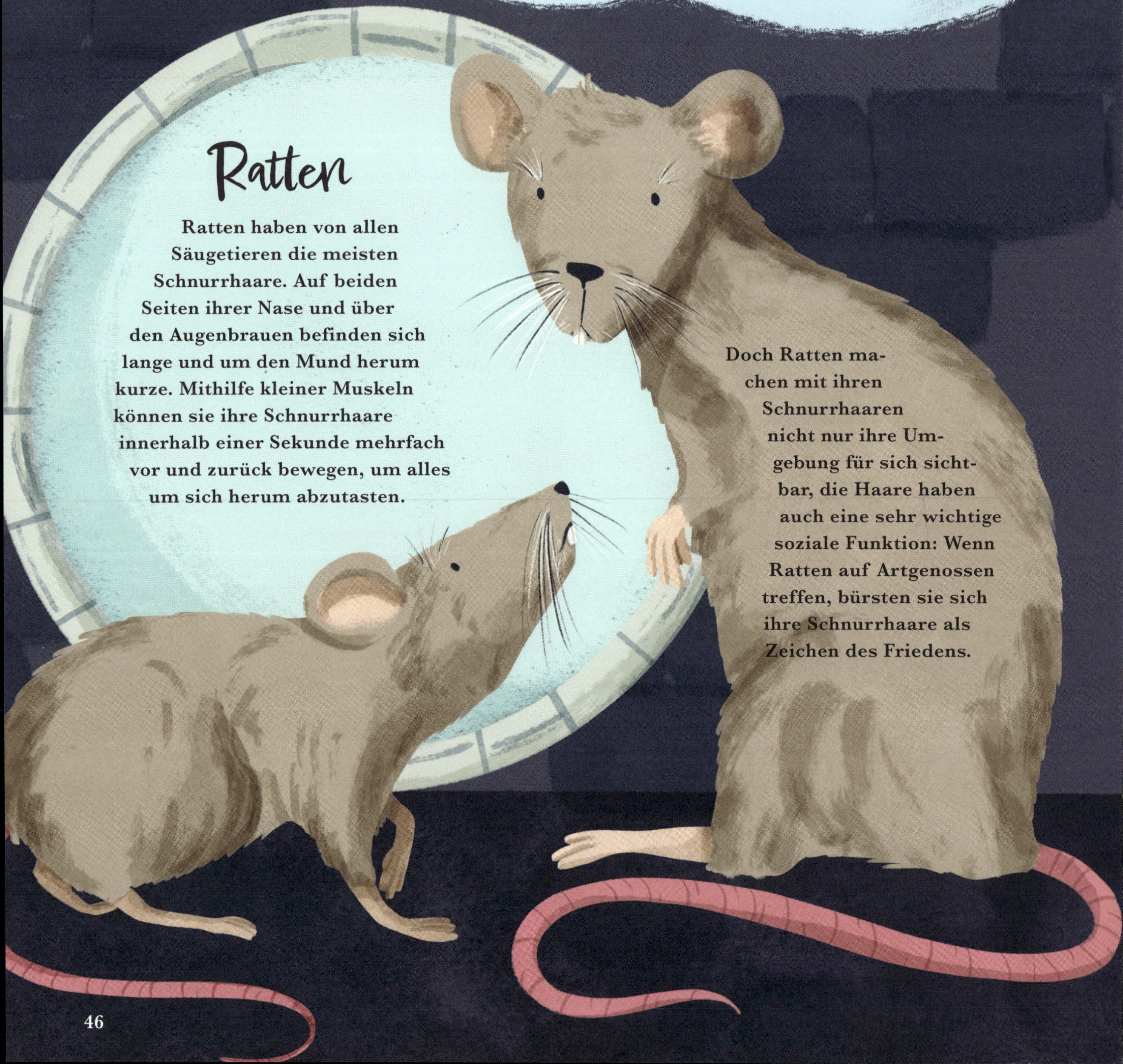

Ratten

Ratten haben von allen Säugetieren die meisten Schnurrhaare. Auf beiden Seiten ihrer Nase und über den Augenbrauen befinden sich lange und um den Mund herum kurze. Mithilfe kleiner Muskeln können sie ihre Schnurrhaare innerhalb einer Sekunde mehrfach vor und zurück bewegen, um alles um sich herum abzutasten.

Doch Ratten machen mit ihren Schnurrhaaren nicht nur ihre Umgebung für sich sichtbar, die Haare haben auch eine sehr wichtige soziale Funktion: Wenn Ratten auf Artgenossen treffen, bürsten sie sich ihre Schnurrhaare als Zeichen des Friedens.

Robben

Robben haben viel empfindlichere Schnurrhaare als Ratten. Ratten besitzen rund um ihre Schnurrhaare nur 25.000 Tastrezeptorzellen, eine Robbe kann hingegen über 300.000 haben! Mit ihrer Hilfe nimmt sie Vibrationen im Wasser wahr, wenn zum Beispiel gerade ein besonders leckerer Fisch vorbeischwimmt. Ein Seehund ist sogar in der Lage, die Verfolgung eines Fischs aufzunehmen, der bereits vor mehreren Minuten vorbeigeschwommen ist – genau so, wie ein Hund einer Duftspur folgen kann.

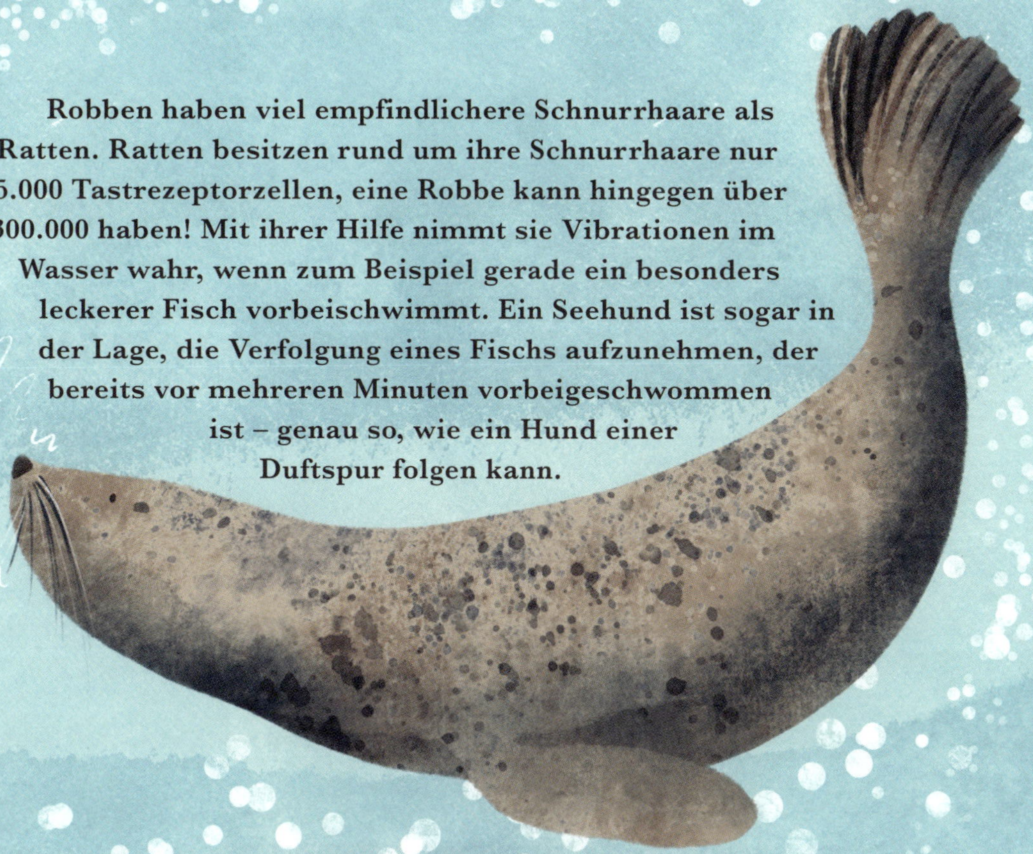

Sternmull

Diese blinden, hamstergroßen Wesen haben eine sehr merkwürdige Nase, die ein bisschen aussieht wie ein Tintenfisch mit 22 winzigen Tentakeln, die nach vorne abstehen.

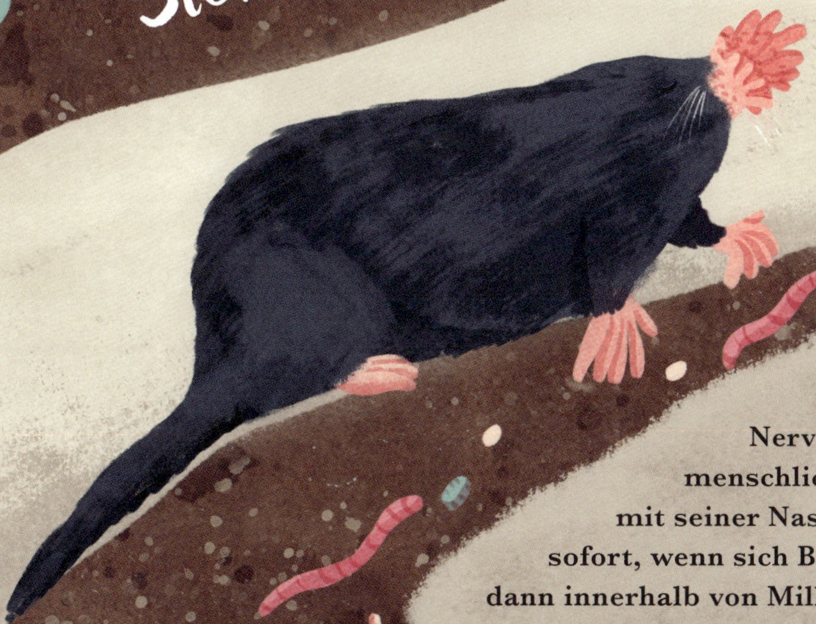

In dieser Sternennase, die so groß ist wie ein Fingernagel, befinden sich 100.000 Nervenfasern – fünfmal mehr als in einer menschlichen Hand. Indem der kleine Maulwurf mit seiner Nase gegen die Erde klopft, weiß er immer sofort, wenn sich Beute nähert. Diese Beute verputzt er dann innerhalb von Millisekunden (der Sternmull ist der schnellste Esser im gesamten Tierreich)!

Der Sinn für sich selbst

Der Sinn für sich selbst ist die Fähigkeit, den eigenen Körper wahrzunehmen, zu spüren, wo er sich befindet und wohin er sich bewegt. Schließ einmal deine Augen und berühr deine Nase. Obwohl du weder deinen Finger noch deine Nase sehen kannst, weißt du genau, wo sich beides befindet. Das ist der Sinn für deinen eigenen Körper.

Wie funktioniert das?

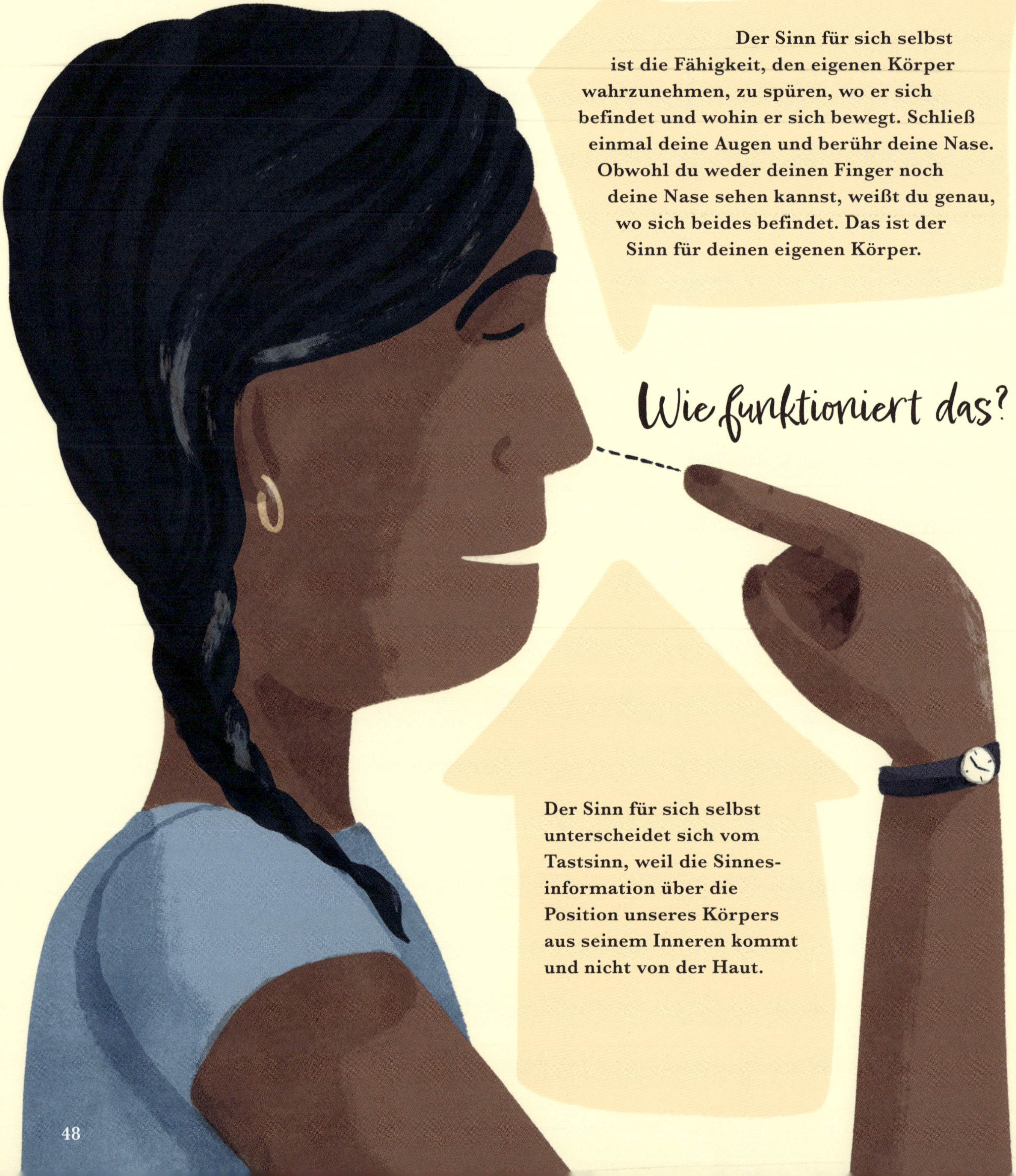

Der Sinn für sich selbst unterscheidet sich vom Tastsinn, weil die Sinnesinformation über die Position unseres Körpers aus seinem Inneren kommt und nicht von der Haut.

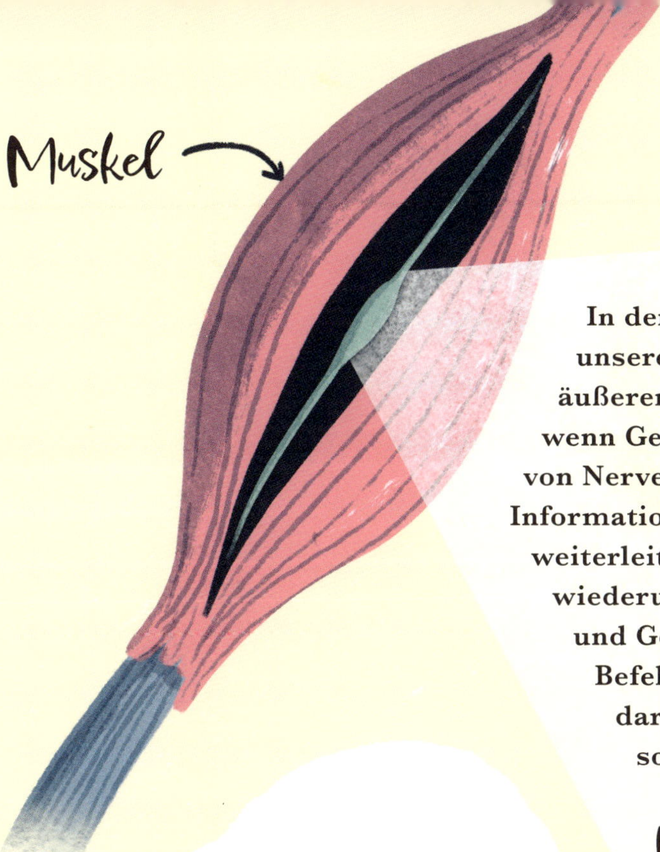

In den Gelenken, Muskeln, Sehnen und Bändern unseres Körpers befinden sich *Rezeptoren*, die äußeren Druck spüren und erkennen können, wenn Gewebe gedehnt wird. Sie sind von Nervenfasern umwickelt, die diese Informationen an das Nervensystem weiterleiten. Das Nervensystem wiederum erteilt den Muskeln und Gelenken dann den Befehl, dass und wie sie darauf reagieren sollen.

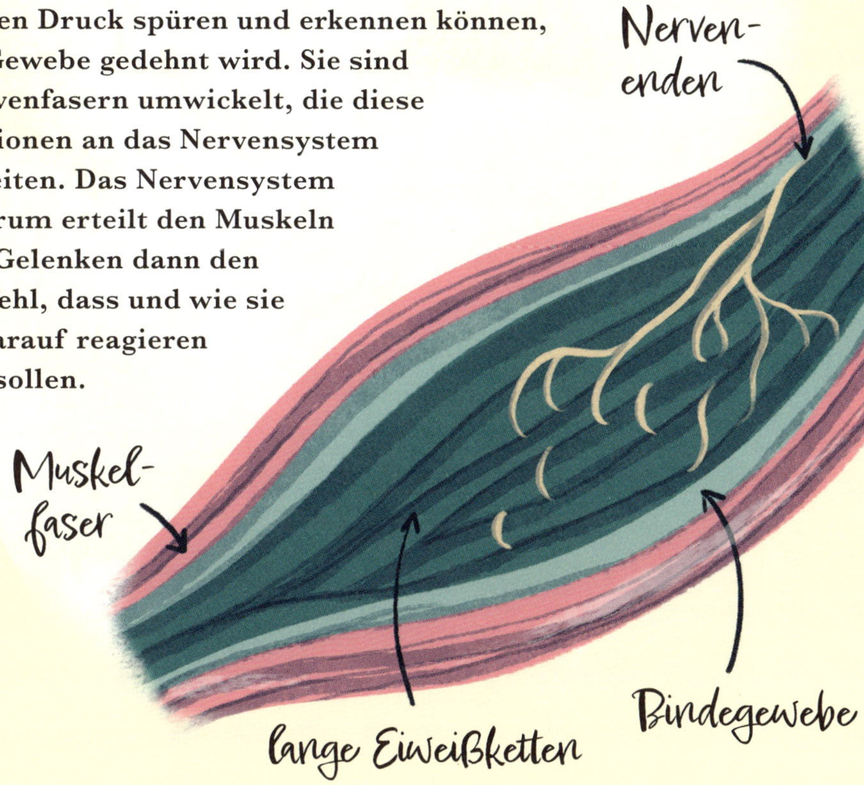

Die Rezeptoren in Muskeln nennt man Muskelspindeln.

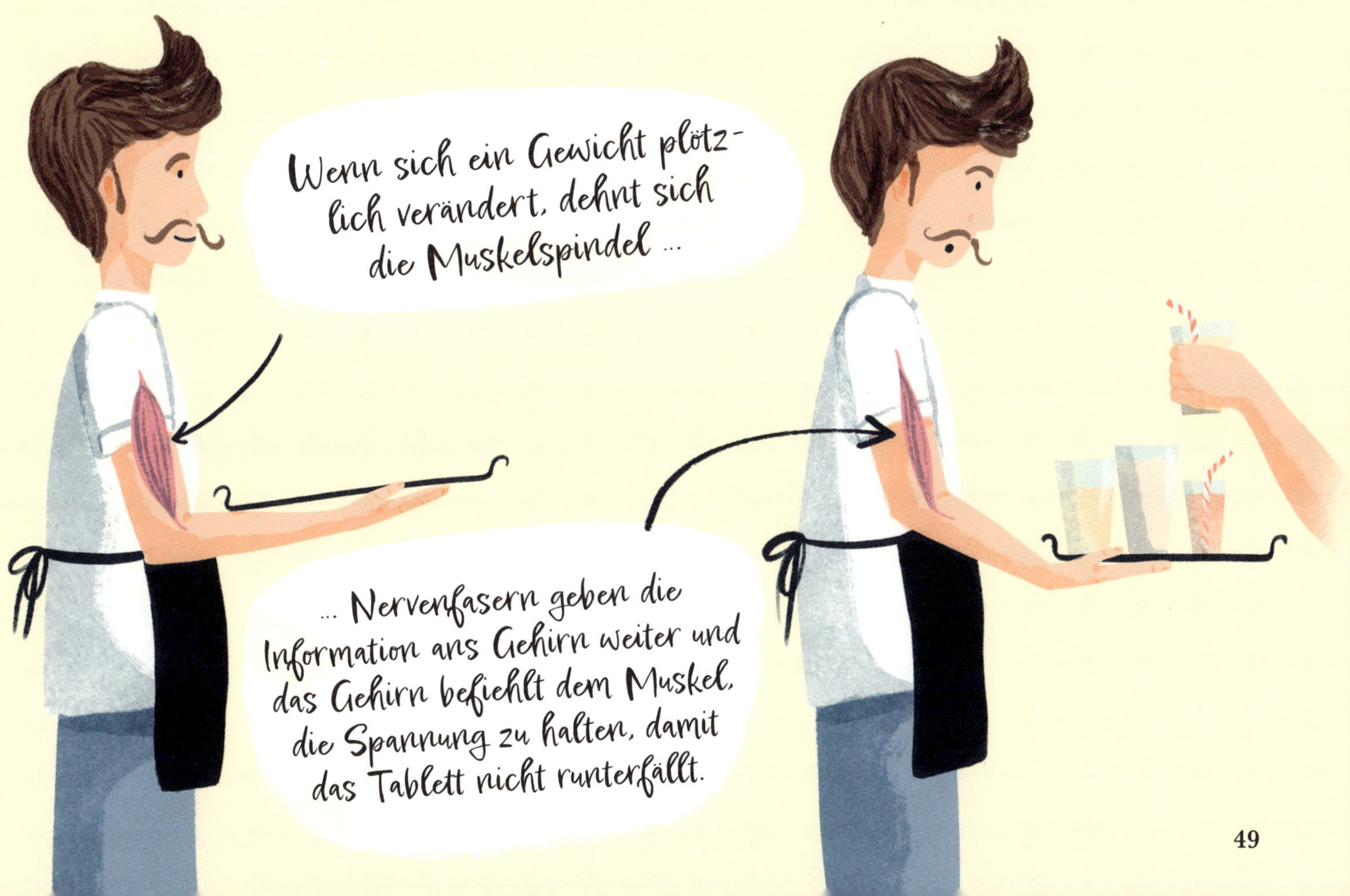
Wenn sich ein Gewicht plötzlich verändert, dehnt sich die Muskelspindel …
… Nervenfasern geben die Information ans Gehirn weiter und das Gehirn befiehlt dem Muskel, die Spannung zu halten, damit das Tablett nicht runterfällt.

Wofür brauchen wir diesen Sinn?

1. Um zu wissen, wo sich unsere Arme und Beine befinden

Als du den Finger angehoben hast, um deine Nase mit geschlossenen Augen zu berühren, hast du trotzdem dein Ziel gefunden. Du hast dir nicht versehentlich ins Auge gepikst oder in den Mund gefasst. Unsere Muskelspindeln sagen uns jederzeit, wo sich unsere Körperteile gerade befinden.

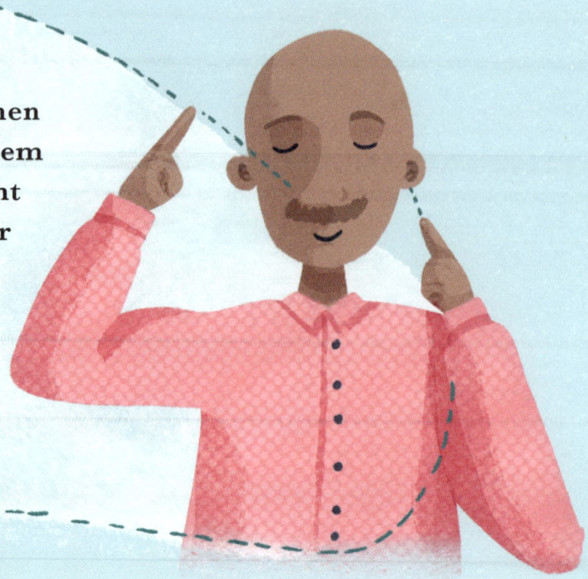

2. Um unsere Kraft und unsere Geschwindigkeit zu regeln

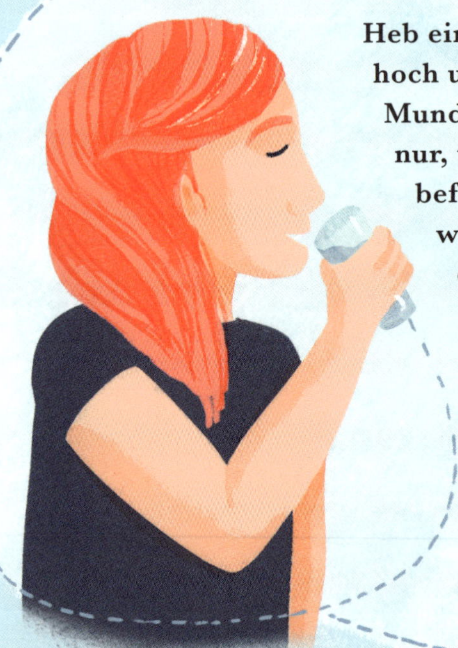

Heb ein Glas Wasser hoch und führ es an deinen Mund. Du weißt nämlich nicht nur, wo genau sich dein Mund befindet, sondern auch, in welcher Geschwindigkeit du dich bewegen musst, damit du nichts verschüttest und dir das Glas auch nicht ins Gesicht haust.

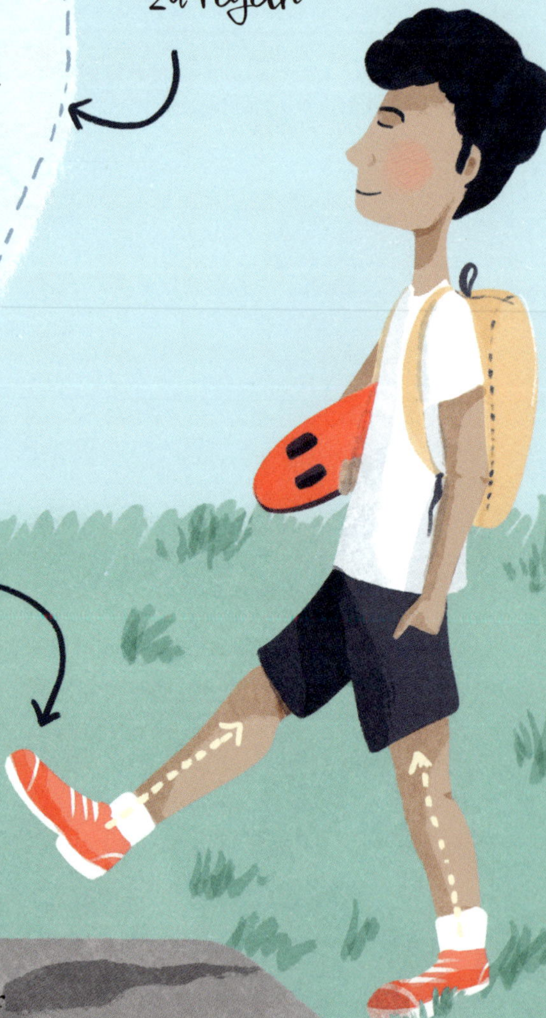

3. Um unser Gleichgewicht zu halten

Damit wir immer einen sicheren Stand haben, arbeiten die Muskelspindeln eng mit dem Gleichgewichtssinn (siehe S. 52) zusammen. Während du läufst, musst du nicht ständig auf deine Füße schauen, um zu wissen, wo sie genau hintreten. Nicht einmal dann, wenn du von einer weichen Oberfläche wie Gras auf eine harte wie einen Gehweg wechselst. Die Sinnesinformation über die Position deiner Knöchel, Zehen, Knie und Hüften wird ununterbrochen weitergegeben. Dein Gleichgewichtssinn teilt deinem Gehirn jede Veränderung deiner Kopfhaltung mit, damit du immer auf Kurs bleibst.

4. Um die Spannung und Stellung unserer Muskeln aufrechtzuerhalten

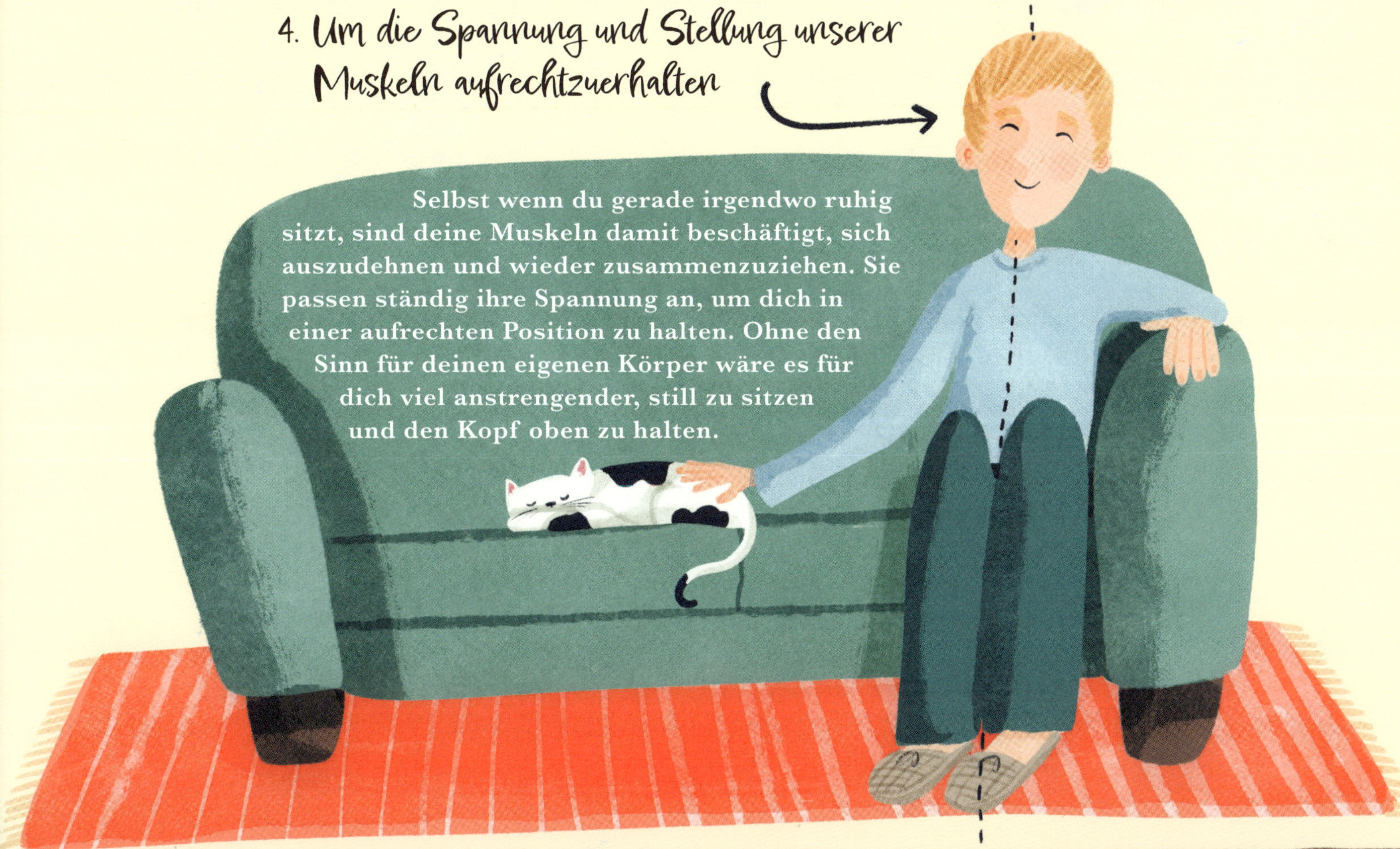

Selbst wenn du gerade irgendwo ruhig sitzt, sind deine Muskeln damit beschäftigt, sich auszudehnen und wieder zusammenzuziehen. Sie passen ständig ihre Spannung an, um dich in einer aufrechten Position zu halten. Ohne den Sinn für deinen eigenen Körper wäre es für dich viel anstrengender, still zu sitzen und den Kopf oben zu halten.

Probleme mit dem Sinn für den eigenen Körper

Wenn Menschen einen gestörten Sinn für ihren eigenen Körper haben, kann sich das auf folgende Weise zeigen: durch Ungeschicklichkeit, Herumzappeln, Herumwedeln der Hände oder dadurch, dass sie zu viel Kraft beim Hantieren mit Gegenständen aufwenden.

Manche Menschen mit weniger Sinn für den eigenen Körper laufen manchmal mit Absicht gegen Dinge oder rempeln andere Leute an, um Reaktionen ihres Körpers herauszufordern, die ihnen ansonsten fehlen würden. Oder sie fallen häufig hin oder haben Probleme damit, den Kopf über einen längeren Zeitraum aufrecht zu halten. Es kann für sie ziemlich mühsam sein, eine Treppe hinunterzugehen, weil sie sich stark darauf konzentrieren müssen, nicht zu fallen.

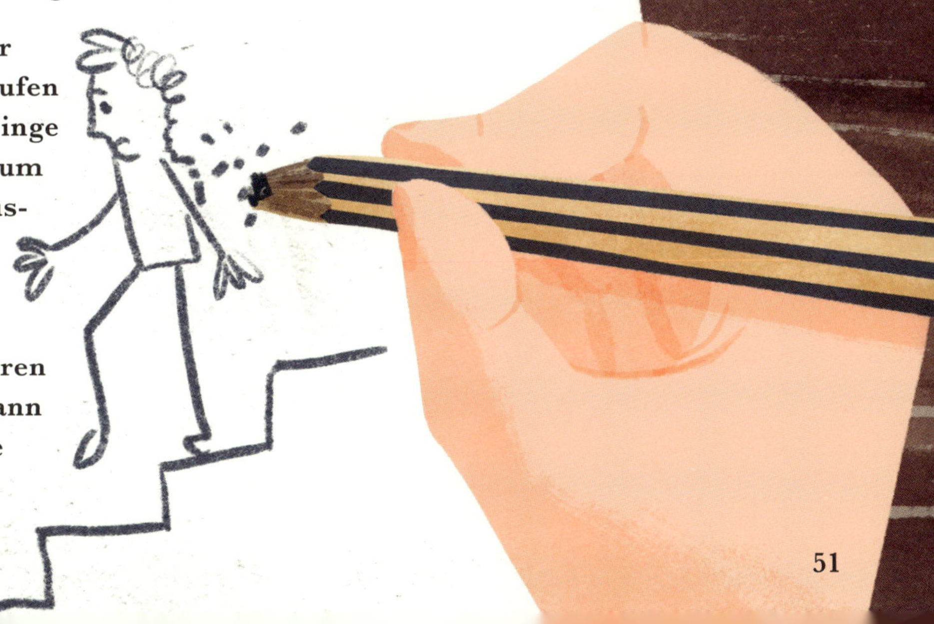

Gleichgewichtssinn

Unser Gleichgewichtsorgan ist dafür zuständig, unser Gehirn mit Informationen über Bewegungen, Kopfstellung und räumliche Ausrichtung zu versorgen. Es hilft uns, unseren Kopf und unseren Körper während einer Bewegung stabil und in Balance zu halten.

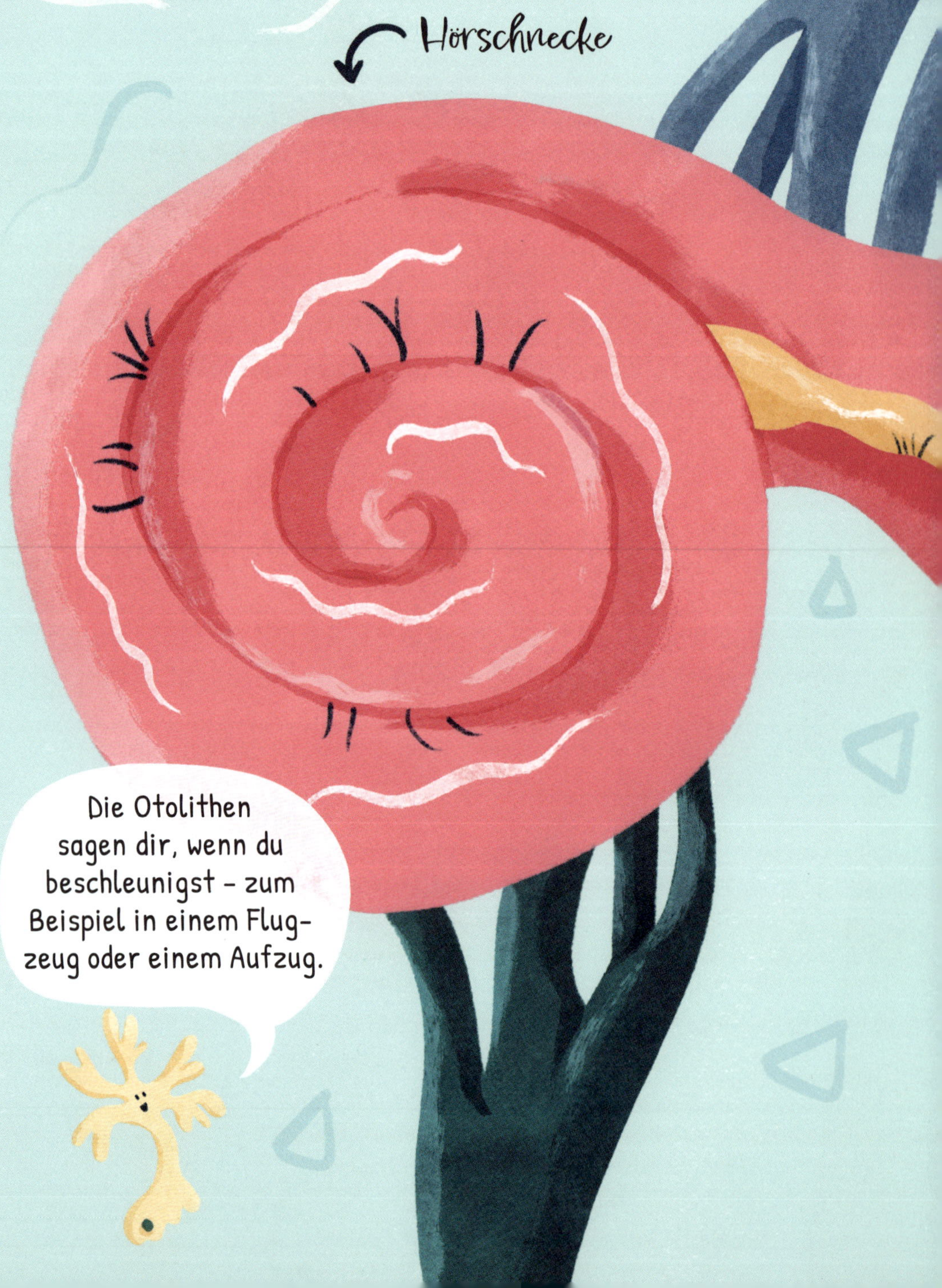

Hörschnecke
Die Otolithen sagen dir, wenn du beschleunigst – zum Beispiel in einem Flugzeug oder einem Aufzug.

1.

Das Gleichgewichtsorgan befindet sich im *vestibulären System* tief in unserem Innenohr. Das Innenohr besteht aus drei gebogenen Schläuchen (*Bogengängen*) und zwei taschenartigen Organen namens *Otolithen*. Sie alle beliefern das Gehirn mit Informationen über Bewegungen unseres Kopfes.

2. Die Bogengänge sind mit einer Flüssigkeit gefüllt und gehen in unterschiedlichen Winkeln von der Cochlea ab. Jeder dieser Gänge nimmt eine andere Art der Bewegung wahr: nickend hoch und runter, von einer Seite zur anderen schüttelnd, sich nach rechts oder links neigend. In die Flüssigkeit ragen winzige Härchen hinein. Wenn die Flüssigkeit sich bewegt, biegen sich die Haarzellen und senden Informationen über die Art der Bewegung ans Gehirn.

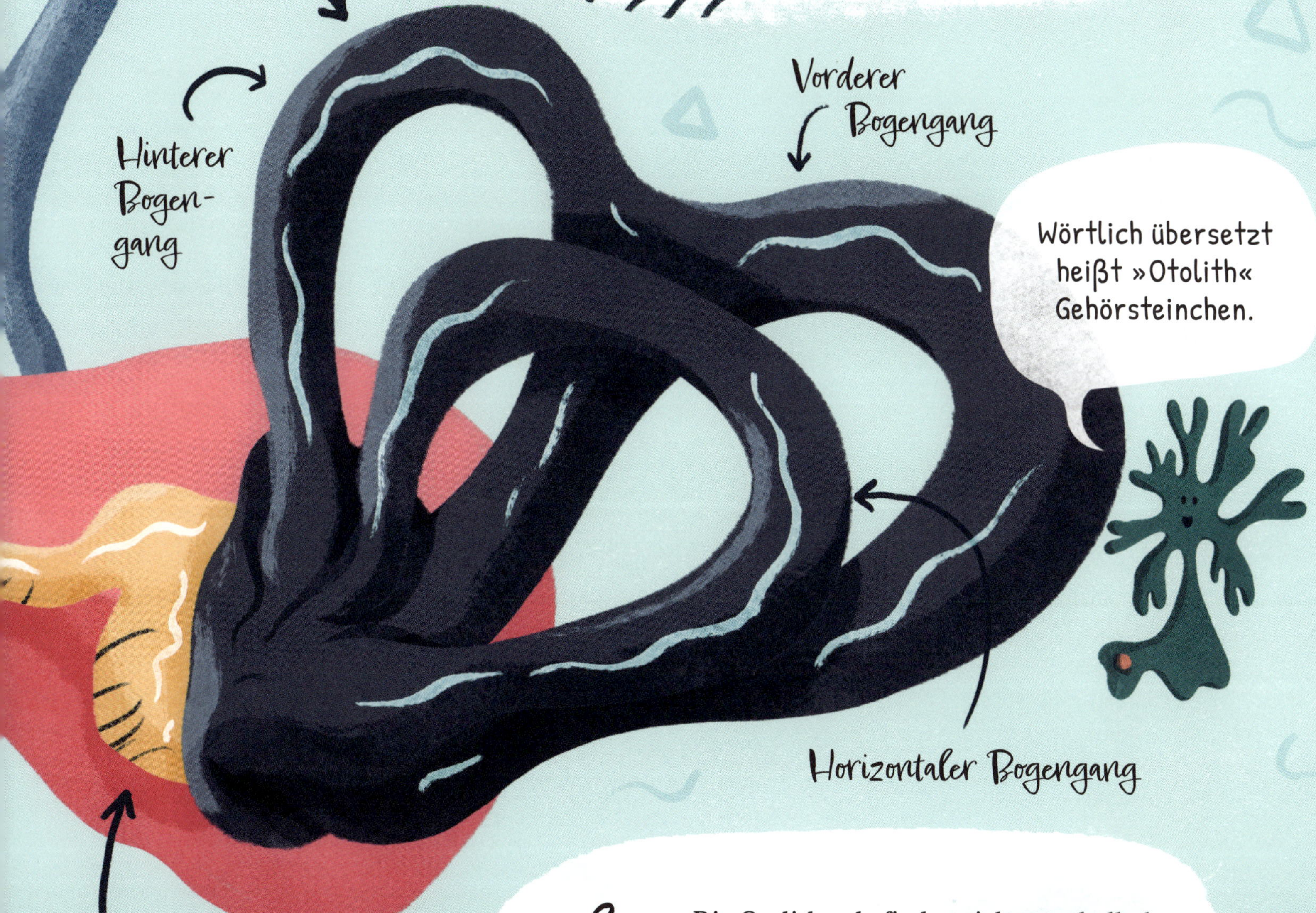

3. Die Otolithen befinden sich unterhalb der Bogengänge. Sie senden sowohl Botschaften über die Körperbewegung in gerader Linie (rückwärts, vorwärts, hoch und runter) ans Gehirn als auch Informationen darüber, wie der Körper auf die Schwerkraft reagiert. Die Organe enthalten winzige Kristalle, die bei Bewegung Haarzellen aktivieren, die dann Signale ans Gehirn senden.

Wie er mit anderen Sinnen zusammenarbeitet

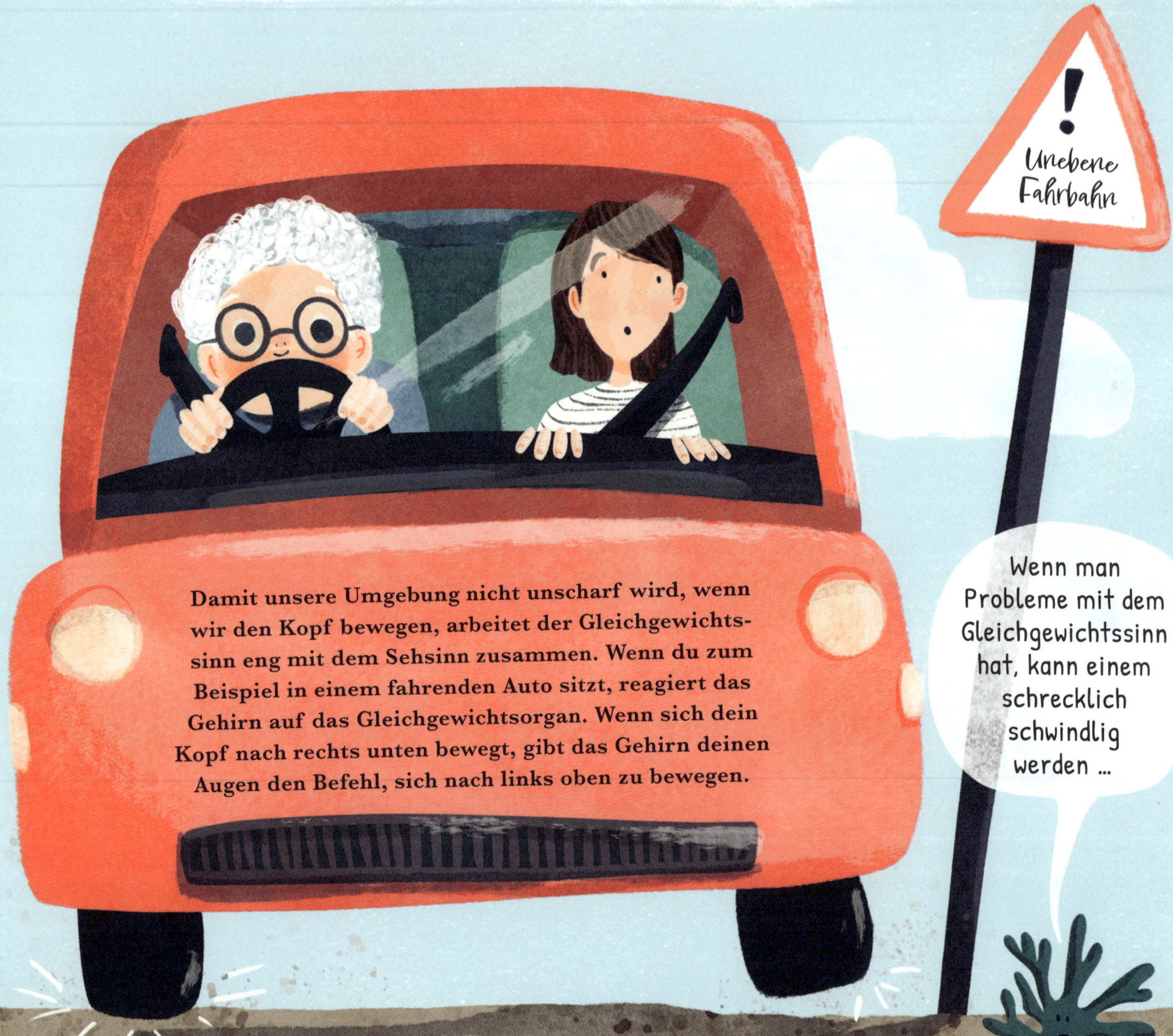

Unebene Fahrbahn
Wenn man Probleme mit dem Gleichgewichtssinn hat, kann einem schrecklich schwindlig werden …
… was Übelkeit und Taumeln verursachen kann.

Damit unsere Umgebung nicht unscharf wird, wenn wir den Kopf bewegen, arbeitet der Gleichgewichtssinn eng mit dem Sehsinn zusammen. Wenn du zum Beispiel in einem fahrenden Auto sitzt, reagiert das Gehirn auf das Gleichgewichtsorgan. Wenn sich dein Kopf nach rechts unten bewegt, gibt das Gehirn deinen Augen den Befehl, sich nach links oben zu bewegen.

Würden sie das nicht tun, würde die Straße vor dir so stark wackeln, dass du nicht in der Lage wärst, sie im Blick zu behalten.

Bei anderen Tieren

Evolutionär ist der Gleichgewichtssinn eines der ältesten Sinnessysteme. Dein Gleichgewichtsorgan ähnelt zum Beispiel dem einer Katze, einer Eidechse, eines Fisches ... und sogar dem eines Dinosauriers!

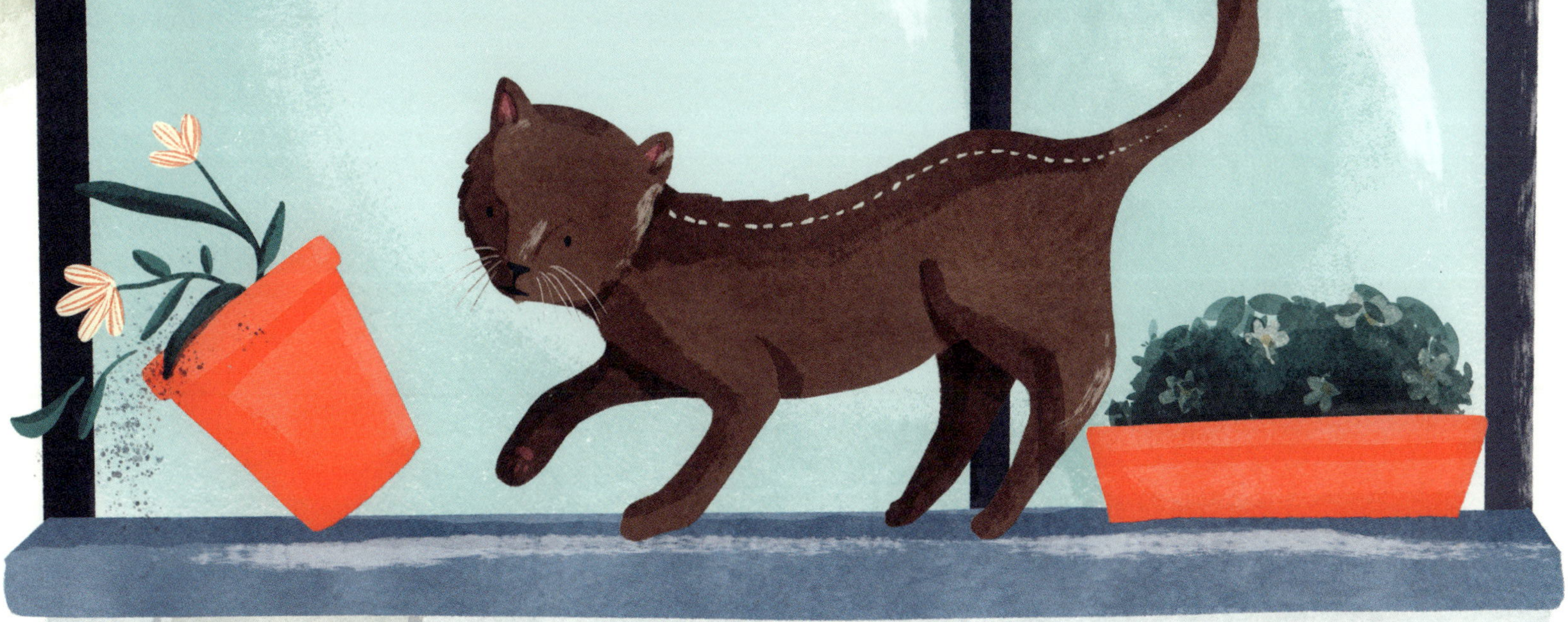

Eine Katze besitzt ein fein abgestimmtes Gleichgewichtsorgan. In Kombination mit ihrer langen, flexiblen Wirbelsäule macht sie das zu einer Meisterin der Balance. Wenn eine Katze von hoch oben hinunterspringt, dreht sie ihren Oberkörper so, dass sie nach unten schaut. Ihr Unterkörper folgt dieser Bewegung. Der Sinn für ihren eigenen Körper berechnet dabei den Abstand und bereitet sie auf den Aufprall vor.

Andere Sinne

Wissenschaftler:innen sind gerade dabei herauszufinden, auf welche Weise das Gehirn noch an seine Informationen kommt. Die Wissenschaft der Sinne wächst und verändert sich ständig. In den letzten Jahren haben Forscher:innen zum Beispiel untersucht, ob Menschen einen Sinn haben, der auf die Magnetfelder der Erde reagieren kann, und ob der Mensch zur Echoortung fähig ist. Ein ganz neuer Bereich ist die *Interozeption*.

Interozeption

Das interozeptive System beinhaltet viele verschiedene sensorische Neuronen, die Informationen darüber, wie sich unser Körper von innen anfühlt, ans Gehirn weiterleiten.

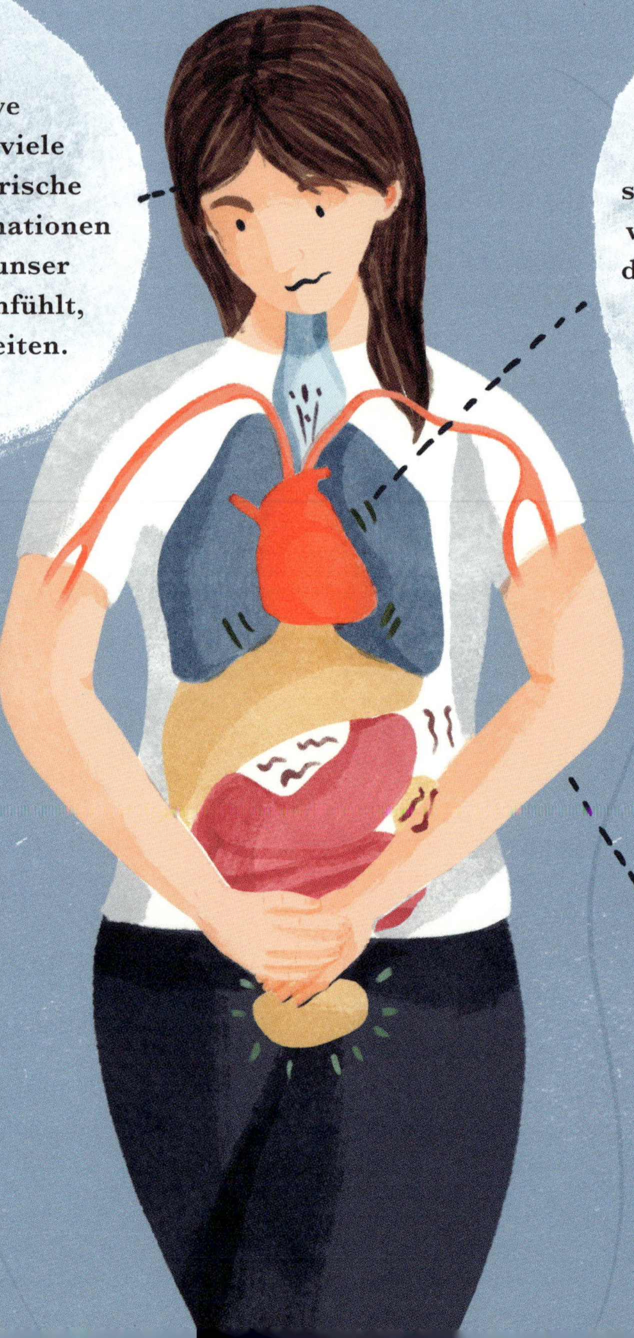

Manche dieser Informationen sind leicht zu deuten. Eine volle Blase bedeutet zum Beispiel, dass wir auf Toilette müssen. Ein knurrender Magen bedeutet, dass wir Hunger haben. Ein trockener Hals bedeutet, dass wir durstig sind. Interozeption schließt aber auch Botschaften mit ein, die unser Gehirn erst einmal entschlüsseln muss. So können ein rasendes Herz und Gänsehaut bedeuten, dass wir Angst haben *oder* dass wir aufgeregt sind.

Unsere Fähigkeit, diese inneren Botschaften zu »lesen«, ist entscheidend dafür, wie wir uns selbst wahrnehmen – nicht bloß körperlich, sondern auch emotional. Man vermutet, dass Menschen häufiger unter psychischen Erkrankungen wie Angstzuständen, Depressionen oder Essstörungen leiden, wenn sie nicht in der Lage sind, ihre Körpersignale richtig zu deuten.

Wissenschaftler:innen haben ein Experiment durchgeführt, bei dem Personen gebeten wurden, die Augen zu schließen und drei Minuten lang die Schläge ihres Herzens zu zählen. Danach hat man sich angesehen, wie nah die Antworten an der richtigen Anzahl der Herzschläge lagen. Dabei kam heraus, dass Menschen mit einer Angststörung genauer gezählt haben als die meisten anderen. Diejenigen, die sich im Autismus-Spektrum befinden, haben hingegen viel ungenauer gezählt.

Da der Bereich der Sinneswissenschaften noch so neu ist, gibt es sehr vieles, das wir noch nicht wissen. Wir müssen noch einiges über die unfassbar komplexen Vorgänge lernen, durch die unser Körper mit uns kommuniziert. Und darüber, wie ein erhöhtes oder verringertes Wahrnehmen dieser Vorgänge mit unserem körperlichen und emotionalen Wohlergehen zusammenhängt.

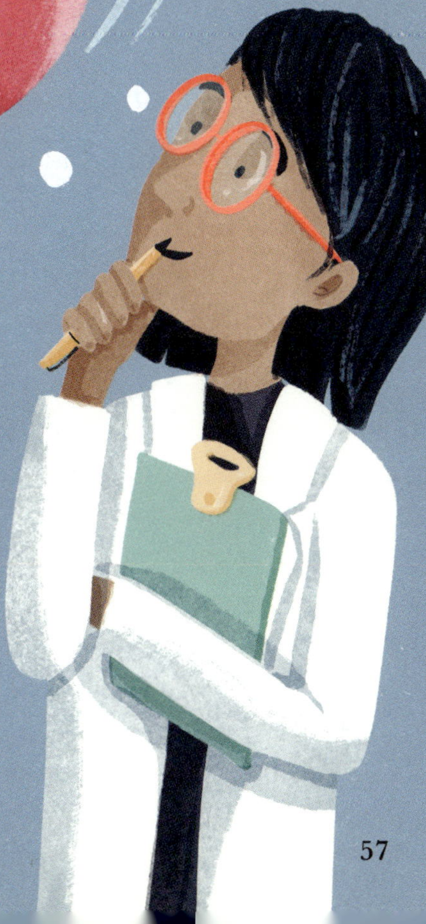

Andere Sinne bei anderen Tieren

Die Evolution hat manche Tiere mit ganz besonderen Kräften ausgestattet. Wie wir bereits gelernt haben, können manche Tiere viel besser sehen, hören oder riechen als wir Menschen. Manche nehmen mit Sinnen wie der Echoortung (siehe S. 15) die Welt um sich herum auf eine Weise wahr, die wir uns nicht mal vorstellen können.

Wissenschaftler:innen untersuchen mit großem Interesse, ob es weitere Sinne gibt, die vielleicht eine wichtige Rolle bei all den Dingen spielen, die die Natur noch im Verborgenen hält. Zwei erst kürzlich bei Tieren entdeckte Sinne sind der *Magnetsinn* und die *elektrische Orientierung*.

Elektrische Orientierung

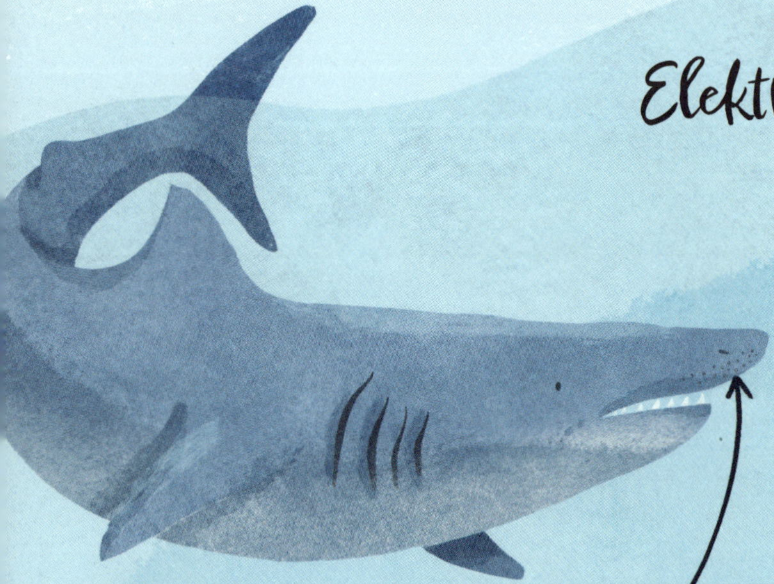

Tiere mit einer elektrischen Orientierung können natürliche Elektrofelder aufspüren. Dadurch sind sie in der Lage, Dinge in trüber oder düsterer Umgebung wahrzunehmen. Dieser Sinn existiert vor allem bei Wassertieren, da Wasser Elektrizität besser leitet als Luft.

Haie haben in der Haut um ihr Gesicht herum kleine Kanäle, die Lorenzinischen Ampullen. Diese sind mit einer Art Gel gefüllt. Dieses Gel ist ein hochempfindlicher Leiter für Elektrizität, der den Hai wie ein Peilsender zu seiner nächsten Mahlzeit führt, selbst in dunklem und trübem Gewässer.

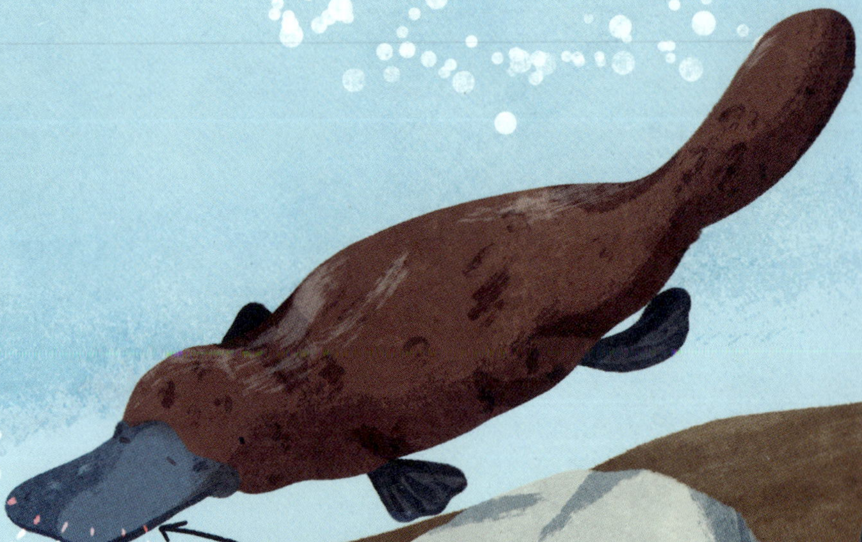

Schnabeltiere haben Elektrorezeptoren in ihren Schnäbeln. Mit ihrer Hilfe finden sie selbst in schlammigem Boden noch Beute.

Magnetsinn

Der Strom des geschmolzenen Materials im Erdkern und der Strom von Teilchen in der Atmosphäre verursachen ein Magnetfeld um unseren Planeten. Manche Tiere nehmen diese Felder wahr und nutzen sie, um sich auf weiten Strecken zu orientieren. Als hätten sie ein eingebautes GPS-Gerät!

Lachse legen auf dem Weg zu ihrem Geburtsort weite Strecken zurück, um dort zu laichen.

Wissenschaftler:innen sind sich noch nicht sicher, wie sie all das machen. Delfine, Schildkröten und manche Vogelarten besitzen eine Struktur in ihren Schnauzen und Schnäbeln, in der sich ein magnetisches Mineral befindet: Magnetit. Man vermutet, dass Magnetit wie eine kleine Kompassnadel funktioniert, die den Tieren sagt, in welche Richtung sie sich bewegen.

Bienen tragen kleine Magnetteilchen in ihrem Bauch, damit sie immer zu ihrem Stock zurückfinden, egal wie weit sie sich von ihm entfernt haben.

Zugvögel fliegen, ohne sich zu verirren, Hunderte von Kilometern, bis sie ihr Ziel erreicht haben.

Eine andere Theorie besagt, dass bestimmte Proteine in der Netzhaut vieler Tiere auf die Magnetfelder der Erde reagieren. Auch Menschen haben diese Proteine in ihren Augen. Wissenschaftler:innen untersuchen zurzeit, ob wir möglicherweise auch einmal einen Magnetsinn hatten oder ihn vielleicht gerade noch entwickeln. So könnten wir uns viel besser orientieren.

Schildkrötenbabys schlüpfen aus Eiern, die im Sand vergraben liegen. Trotzdem finden sie mithilfe des Magnetsinns sofort den richtigen Weg zum Meer.

Glossar

Bogengänge: Drei winzige, mit Flüssigkeit gefüllte Schläuche im Innenohr, die uns helfen, das Gleichgewicht zu halten.

Jacobson-Organ: Ein Organ, das auf chemische Reize reagiert (wie die Nase oder die Zunge).

Cochlea: Der spiralförmige Teil des Innenohrs, der am Hören beteiligt ist.

Cornea: Die durchsichtige, schützende Außenschicht des Auges, die die Iris und die Pupille umhüllt.

Echoortung: Der Einsatz von Schallwellen zum Auffinden von Objekten in der Umgebung.

Elektrorezeption: Die Fähigkeit, elektrische Signale wahrzunehmen, die von Lebewesen ausgesendet werden. Kommt meistens beim Aufspüren von Beute zum Einsatz.

Eustachische Röhre: Kleine Röhre zwischen Ohr und Rachen, die für den Druckausgleich im Ohr zuständig ist.

Farbenblindheit: Die durch Probleme mit den Zapfenzellen in der Netzhaut verursachte Unfähigkeit, zwischen verschiedenen Farben zu unterscheiden.

Gehörknöchelchen: Winzige Knochen im Mittelohr, die Töne verstärken und sie an die Cochlea weiterleiten.

Geschmacksknospen: Sinnesorgane auf der Zunge, die Geschmack wahrnehmen.

Hinterhorn: Eine von drei »grauen Säulen« im Rückenmark, die Botschaften über Berührungen und den Sinn für den eigenen Körper erhält und manchmal auch auf diese reagiert.

Infraschall: Tiefe Töne, die das menschliche Ohr nicht hören kann.

Interozeption: Der Sinn der Wahrnehmung des inneren Zustands des Körpers.

Iris: Die gefärbte Muskelschicht im Auge, die die Pupille steuert.

Linse: Eine durchsichtige, flexible Struktur im Auge, die sich hinter der Iris befindet. Sie macht es dem Auge möglich zu fokussieren.

Magnetsinn: Ein Sinn, der es Tieren erlaubt, Magnetfelder zu erkennen und sich dadurch in die richtige Richtung zu bewegen.

Netzhaut: Der innerste lichtempfindliche Teil des Auges, der ein Bild in Signale umwandelt, die das Gehirn entschlüsseln kann.

Nozirezeptoren: Tastrezeptoren, die auf Schmerz reagieren.

Otolithen: Winzige Kalziumpartikel im Innenohr, die Haarzellen in Richtung der Schwerkraft biegen, um das Gleichgewichtsorgan zu unterstützen.

Papillae: Kleine Hubbel auf deiner Zunge, in denen sich Geschmacksknospen befinden.

Pinna: Auch Außenohr genannt. Leitet Töne tiefer ins Ohr hinein.

Propriorezeptoren: Die Sinnesrezeptoren, die auf die Position des Körpers und seine Bewegungen reagieren.

Riechepithel: In der Nasenhöhle befindliches Gewebe voller Sensoren, die auf Gerüche reagieren.

Sehpurpur: Ein lichtempfindliches Protein innerhalb der Stäbchenzellen der Netzhaut, das es dir ermöglicht, bei schwachem Licht zu sehen.

Sklera: Auch Lederhaut genannt. Die feste weiße Schicht des Auges.

somatosensorischer Cortex: Der Bereich des Gehirns, der Sinnesinformationen aus dem gesamten Körper verarbeitet.

Stäbchenzellen: Die Photorezeptorzellen in der Netzhaut, die für das Sehen bei schwachem Licht zuständig sind.

Trommelfell: Eine dünne Haut zwischen dem Innen- und dem Außenohr, die die Vibrationen von Schallwellen an die Gehörknöchelchen und die Cochlea weiterleitet.

Ultraschall: Hohe Töne, die das menschliche Ohr nicht hören kann.

umami: Ein angenehm würziger Geschmack.

vestibuläres System: Besteht aus den Bogengängen und den Otolithen und ist verantwortlich für das Gleichgewichtsgefühl.

Vibrissen: Schnurrhaare, die vielen Säugetieren als Tastorgane dienen.

Zapfenzellen: Photorezeptorzellen, die für die Wahrnehmung von Farben und Details verantwortlich sind.

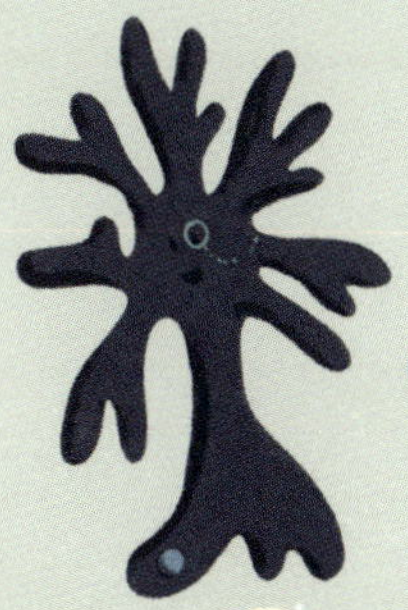

Register

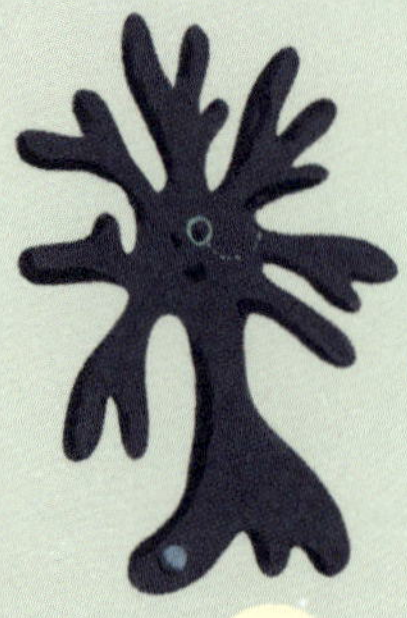